Der eingewachsene Zehennagel

Das Arbeitsbuch für die apparative und manuelle Therapie eingewachsener Zehennägel in der Fußpflege

INGRID PAUL-FÜSSL

Itter Fachverlag

Inhaltsverzeichnis

INHALTSVERZEICHNIS

Vorwort

Wie systematische Fußpflege helfen kann, eingewachsene Nägel zu verhindern

Über das Problem des eingewachsenen Zehennagels (Unguis incarnatus) ist viel geschrieben worden. Den Millionen von Patienten, die unter diesem Problem Tag für Tag schmerzhaft leiden, hat das wenig geholfen. Wohl haben die medizinische Versorgung und die chirurgische Behandlung erhebliche Fortschritte gemacht. Aber muß es erst soweit kommen und kann nicht bereits eine systematische Fußpflege einen erheblichen Teil der Probleme beheben? Oder müssen wir erst solange warten, bis die ersten Entzündungszeichen auftreten und der Arzt, der ohnehin überlastet ist, die Versorgung übernimmt? Deshalb haben wir unsere Erfahrungen aus der praktischen Arbeit in der Fußpflege und der langjährigen Zusammenarbeit mit der ärztlichen Praxis zusammengenommen, um ein Arbeitsbuch für den Fußpfleger zu entwickeln, welches ihm bei einer genauen Diagnose hilft und Schritt für Schritt erprobte Behandlungsmethoden und -abläufe aufzeigt.

Ingrid Paul-Füssl

Zivilisationsschaden oder angeboren?

Langjährige Behandlungen an unseren Patienten mit Fußproblemen haben gezeigt, daß der eingewachsene Zehennagel (Unguis incarnatus) eines der häufigsten Probleme in der Fußpflege darstellt. Immer wieder haben wir uns die Frage gestellt: was könnten die Ursachen für dieses Problem sein?

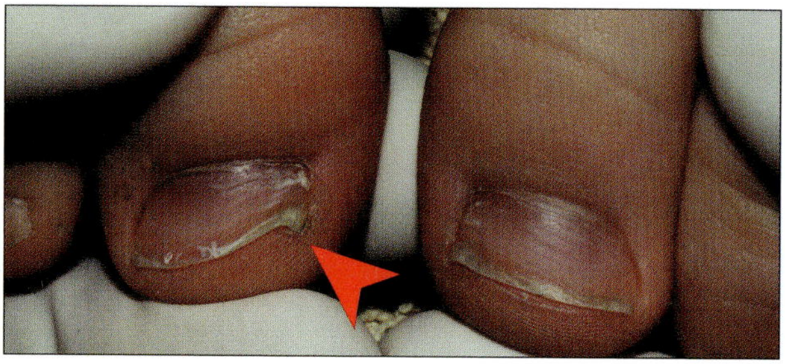

Ein eingewachsener Zehennagel bei einem 18 Monate alten Kleinkind. Ursache: unpassende Schuhe und unsachgemäßes Schneiden der Nägel. Durch fußgerechte Schuhe und gerades Schneiden konnte der Nagel sein natürliches Wachstum fortsetzen.

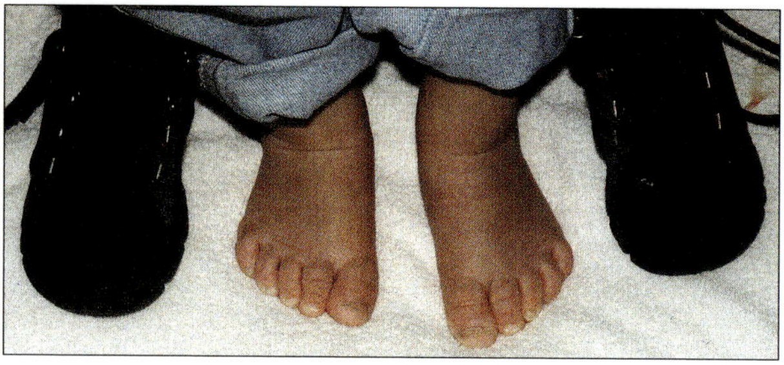

Auf alten Gemälden und Zeichnungen fiel uns immer wieder auf, daß die dort gemalten Füße sehr ebenmäßig, ja fast idealtypisch abgebildet sind. Vorlagen für die Bilder waren meist Modelle der damaligen Maler, die detailliert und naturgetreu gemalt wurden. Zehenverformungen, Nagelverwachsungen und Fußdeformationen, Schäden, wie sie heute bei fast jedem Fuß auftreten, sind nicht zu erkennen.

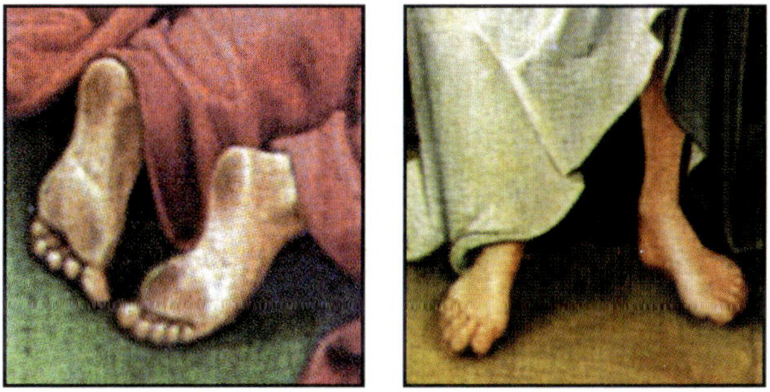

Bildausschnitte aus einem mittelalterlichen Altarbild von 1510

Sicherlich hat das mit der damaligen Fußbekleidung zu tun, die den Fuß nicht in Schuhe zwängte, die der natürlichen Fußform nicht entsprochen haben. Seit das Wort »Mode« aufkam, veränderte sich nicht nur das Schuhwerk. Auch die Weiterentwicklung der Fortbewegungsmittel zu Fuß über Pferd und Kutsche zu Auto und anderen »Fahrzeugen« haben zu Zivilisationsschäden an den Füßen beigetragen.

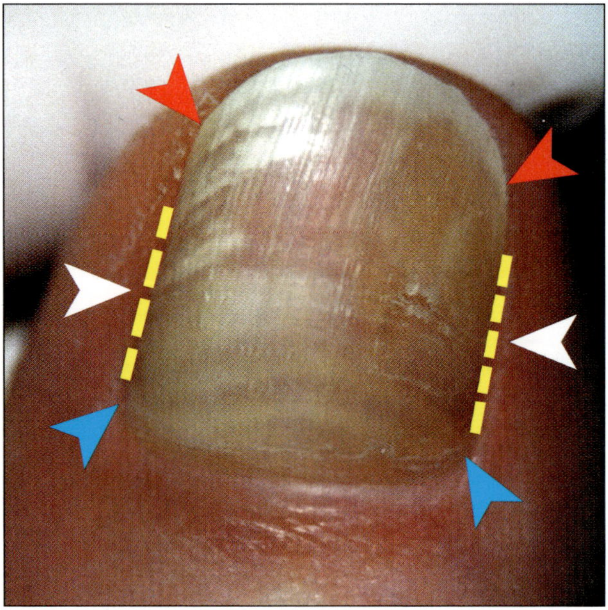

An diesen Stellen ist das Einwachsen des Zehennagels am häufigsten zu beobachten

Der eingewachsene Zehennagel (Unguis incarnatus)

Bei etwa 40% aller unserer Patienten ist ein eingewachsener Zehennagel (=Unguis incarnatus) zu behandeln, ob männlich oder weiblich, vom Säuglingsalter bis zum Greisenalter. Das Einwachsen ist meist an den beiden Großzehen, seltener an den Kleinzehen und Fingernägeln zu beobachten.

Das Einwachsen des Zehennagels bezieht sich auf drei Problembereiche (siehe Abbildung auf Seite 10):
Nagelkuppe, Nagelfalz, Matrix

Hier behandeln wir nicht nur diese drei Problembereiche isoliert und als Einzelfall, sondern auch die Kombination verschiedener Formen des Einwachsens:

- **Nagelkuppe,** rechts oder links oder beidseitig
- **Nagelfalz,** rechts oder links oder beidseitig
- **Matrix,** rechts oder links oder beidseitig
  und gleichzeitiges Einwachsen an verschiedenen Stellen des Zehenbereichs wie z.B.
- **Nagelkuppe** und zugleich am **Nagelfalz**
- **Nagelfalz** und zugleich an der **Matrix**

Die unterschiedlichen Formen der eingewachsenen Zehennägel (ohne erkennbare Entzündungszeichen) erfordern vom Fußpfleger nicht nur eine genaue Diagnose, fachliche Kompetenz und eine verantwortungsvolle Selbsteinschätzung der eigenen Möglichkeiten. **Besonders im Grenzbereich hat die Zusammenarbeit mit einem Arzt absolute Priorität.** Fatale Folgen kann eine unsachgemäße Behandlung bei einem Patienten mit Diabetes mellitus oder bei Patienten mit Einnahme blutverdünnender Mittel (Markumar, Aspirin o.ä.) haben.

Mögliche Ursachen des eingewachsenen Zehennagels

- **Anlagebedingt** (evtl. durch die Lage im Mutterleib, oder genetische Ursachen, z.B. Nageldeformationen in der Familie).
- **Die ersten anatomisch verkehrten Schuhe** in der frühen Kindheit und späteres ungeeignetes Schuhwerk (besonders bei weiblichen Patienten zu beobachten: zu enge, spitze, hohe Schuhe).
- **Falsche Nagelpflege,** wie Ausschneiden der Nagelecken, anstatt gerades und nicht zu kurzes Schneiden der Nägel. Hier machen Eltern bereits häufig die ersten Fehler, die sich dauerhaft bei Kindern in Form von eingewachsenen Nägeln auswirken.
- **Sportliche Betätigungen,** welche die Füße und besonders den Zehenbereich besonders beanspruchen, wie Fußball und verschiedene andere Sportarten.
- **Begünstigende Faktoren** sind Blutzuckererkrankungen (=Diabetes mellitus), Durchblutungsstörungen, übermäßiges Schwitzen (=Hyperhidrosis) oder fehlende Hygiene.

Viele Patienten stellen sich aufgrund der starken Schmerzhaftigkeit des eingewachsenen Zehennagels bei der Fußpflegerin vor und erwarten schnelle Hilfe. Die Schmerzhaftigkeit entsteht durch den Druck des Nagelrandes gegen den seitlichen (=lateralen) Nagelwall und die dadurch entstehende Gewebeschädigung. Die Aufgabe der Fußpflegerin ist zum einen die Therapie und zum anderen das Erkennen, wann zusätzlich eine Nach- oder Mitbehandlung beim Arzt notwendig ist.

Entzündungszeichen, die eine Zusammenarbeit mit dem Arzt erfordern, können in folgenden Stadien auftreten:

Stadium 1 Rötung der umgebenden Haut (=Paronychie),

Stadium 2 Nässen und Eitern,

Stadium 3 Bildung von „wildem Fleisch" (Granulationsgewebe).

Wenn diese Anzeichen auftreten, sollte unbedingt der Arzt hinzugezogen werden, um eine lokale Therapie wie Umschläge mit desinfizierenden Lösungen (z.B. mit Chinosol), wie antibakteriellen und entzündungshemmenden Salben (z.B. mit Betaisodona) bzw. eine innerliche (=systemische) Therapie mit Antibiotika einzuleiten.

Therapeutische Möglichkeiten bei eingewachsenen Zehennägeln

Im folgenden Abschnitt des Buches wird auf die **konservative Therapie** eingegangen, den eingewachsenen Teil des Nagels zu entfernen. Die sofortige Erleichterung ist gewiß.

An dieser Stelle zeigen wir den Aufbau des Nagels mit den anatomischen Bezeichnungen. Diese sind Grundlage der Ausführungen über die chirurgischen Möglichkeiten.

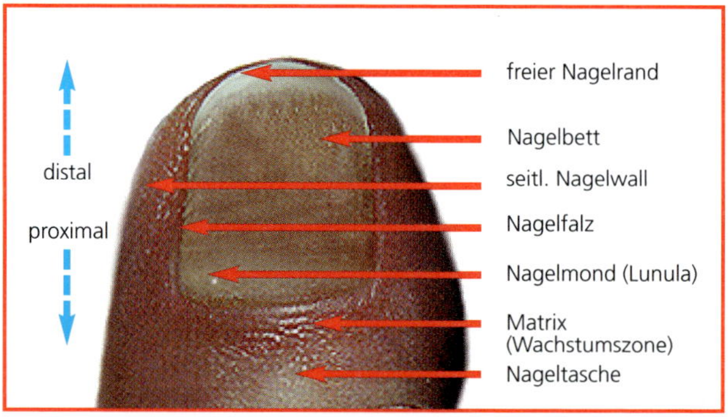

Aufsicht auf einen gesunden Zehennagel

Ärztliche Durchführungen zur Versorgung eingewachsener Zehennägel

Neben den konservativen Therapien existieren eine Reihe weiterer, teils ärztlicherseits durchgeführter Möglichkeiten, die wir kurz vorstellen.

❶ Einlegen eines Mullstreifens:
Im Angangsstadium (=Initialstadium) des Einwachsens kann Abhilfe durch das Einlegen eines Mullstreifens geschaffen werden. Dieser wird unter den Nagelplattenrand (zwischen Nagelkante und Nagelwall) geschoben, um den seitlichen Nagelanteil anzuheben und das Auswachsen zu erleichtern.

❷ Anlegen einer Nagelspange:
Mit Hilfe von Nagelspangen soll die Form des Nagels und das Nagelbett gezielt korrigiert werden. Für diese Nagelkorrektur (Orthonyxie) können ganz unterschiedliche Spangenformen und -materialien eingesetzt werden (Federdraht, flacher Federstahl, federnder Kunststoff). Neben der gezielten Rückformung zu einer flacheren Nagelform wird die Spange auch zur Dauerentlastung des Nagelfalzes durch ständigen Spangenzug angewandt.

❸ Einlegen eines Sulcuskeils aus Silikongummi:
Zwischen Nagel und angrenzender Haut wird der Silikongummi mit Pflaster fixiert. Der Keil trennt den Nagel vom schmerzhaften Gewebe, der leichte Druck auf das entzündete Gewebe bewirkt eine Verminderung der Schwellung (Erfolg im Anfangsstadium).

❹ Therapieren mittels Nagelschienung:
Hierbei wird sowohl eine Verstümmelung des Nagels vermieden als auch ein Wiedereinwachsen deutlich verringert. Durchgeführt wird eine Schienung der lateralen Nagelplatte in Lokalanästhesie mit einem flexiblen Plastikröhrchen, welches längs eingeschnitten wird. Das längsgespaltene Röhrchen wird bis hinter den bestehenden Nagelsporn geschoben. Die Fixierung erfolgt mit kleinen Pflasterstreifen. So kann der Nagel langsam mit dem Nagelsporn in ungefähr drei Wochen herauswachsen. Eine tägliche lokale Wundpflege mit einem Antiseptikum muß erfolgen.

❺ Extraktion des Nagelanteils:
Eingwachsener Nagelanteil wird entfernt, anschließend erfolgt eine dauerhafte Verödung bzw. Verätzung des betroffenen Matrixanteiles (Achtung: Nagelverstümmelung!) oder der gesamten Matrix.

⑥ Operative Keilexistion (z.B. Emmert-Plastik):
In lokaler Betäubung wird vom Chirurgen ambulant oder stationär die seitliche Teilresektion des Nagels bis zur Knochenhaut (=Periost) also einschließlich der Matrix durchgeführt. Wichtig ist die komplette seitliche Erfassung der Nagelmatrix, da sonst ein Nachwachsen eines Nagelsporns möglich ist (Rezidivrate bei fehlerhafter Operation relativ hoch). Der Patient muß sich im klaren sein, daß neben den bekannten operativen Nebenwirkungen, der Nagel postoperativ ein verändertes Aussehen haben kann, da das Breitenwachstum des Nagels eingeschränkt ist.

⑦ Entfernung des gesamten Nagels (=Nagelresektion)
Diese Methode wird nicht mehr empfohlen, da durch das Ziehen die empfindliche Nagelmatrix verletzt wird. Der Nagel kann sich dadurch für immer verändern, es kann zu Nagelwachstumsstörungen kommen. Daneben tritt häufig ein Wiedereinwachsen (=Rezidiv) auf.

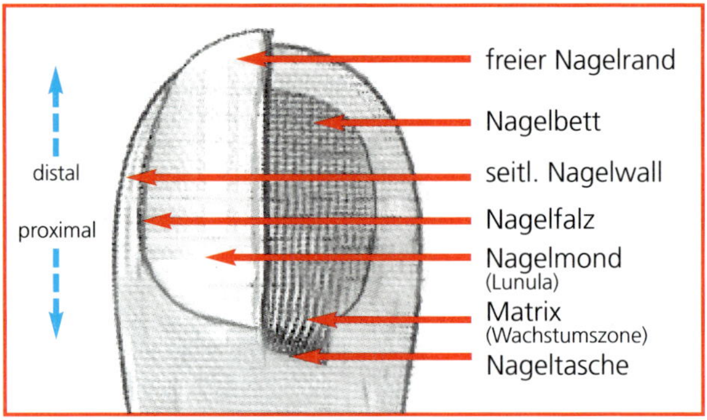

Schematische Darstellung eines Zehennagels mit anatomischen Bezeichnungen.

Der Nagel aus anatomischer Sicht

Der Nagel ist ein plattenartiges Anhangsgebilde der Finger- und Zehenspitzen, das aus kernlosen Hornzellen (=Korneozyten) besteht, die von den Matrixzellen (=Zellen der Wachstumszone) entwickelt werden.
Er besteht aus einer harten oberflächlichen und einer weicheren mittleren Schicht, die von der Matrix entwickelt wird, und einer weichen unteren Schicht, die vom Nagelbett gebildet wird und mit ihr eng verzahnt ist.

Das Nagelbett beginnt nach oben wachsend (=distal) vom Nagelmond (=Lunula) und setzt sich im rosarot durch die Nagelplatte durchscheinenden Hyponychium (Begrenzung des distalen freien Nagelrandes) fort. Der aus der Matrix gebildete Nagel wächst auf dem Nagelbett vor. Die Nagelplatten werden seitlich vom Nagelwall begrenzt. Das Nagelhäutchen dient als Infektionsschutz der Matrix und bedeckt den Nagel im abwärts weisenden (=proximalen) Lunulaabschnitt.

Das Nagelwachstum bei den Zehennägeln beträgt ca. 0,3 - 0,6 mm pro Woche, durchschnittlicher Turnover eines Zehennagels beträgt 3 Monate bis zu einem Jahr und ist von Patient zu Patient verschieden. Das Wachstum verlangsamt sich im Laufe des Lebens und der Nagel wird dünner. Bei einem Diabetiker z.B. kann das Nagelwachstum sehr reduziert sein. Die Krankheit Diabetes mellitus bewirkt Veränderungen am und im gesamten Körper und besonders ausgeprägt am Fuß, da es häufig zu Veränderungen der kleinen Gefäße kommt. Hier kommt es z.B. häufiger zu Pilzbefall bei den Nagelplatten und einer stärkeren Nagelbildung. Die Nagelplatten werden gelblich bis braun, brüchig , bröselig und dick.

Als Grundausstattung werden folgende Instrumente benötigt:

1. Ein **Kopfschneider** zum Kürzen der Nägel.

2. Eine **Eckenzange** zum Abtrennen des eingewachsenen Nagelstückes.

3. Eine **Pinzettenzange** zum Anheben und Entfernen des eingewachsenen und abgetrennten Nagelstückes.

4. Ein **Diamantschleifer, runder Kopf 0,75 mm,** zum Fräsen und Entfernen der eingewachsenen Nagelstücke.

5. Ein runder **Diamantschleifer runder Kopf 0,9 mm,** zum Fräsen und Entfernen der eingewachsenen Nagelstücke und Verhornungen.

6. **Exkavator** und **Doppellöffel** zum Herausheben der abgetrennten Nagelstücke, von Hornhaut-, Haut- und Staubresten.

7. Ein **Gummikappenträger mit wechselbarer Schleifkappe, 5 mm,** mittlere Körnung zum Abtragen der Hornhaut .

8. Eine **Ziegenhaarbürste, weich,** zum Entfernen des Hornstaubs).

9. **Zellstofftücher** zum Abstreifen und Aufnehmen der Nagelreste.

10. **Tinktur zur Desinfektion, Wund- und Heilsalbe** zur Behandlung der entzündeten Haut.

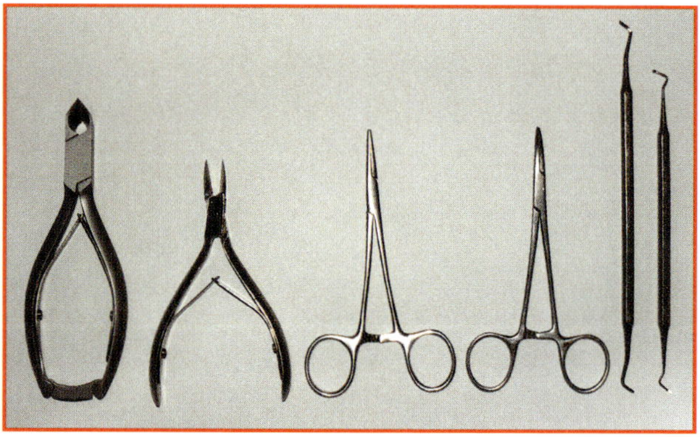

1 2 3 4 5 6

1 Kopfschneider, eine Schneide
2 Eckenzange, lange Schneide
3 Pinzettenzange, gerade
4 Pinzettenzange, gebogen
5 Exkavator, doppelseitig
6 Doppellöffel, flache Löffelform
7 Diamantschleifer, runder Kopf 0,75mm
8 Diamantschleifer, runder Kopf 0,90mm
9 Schleifkappen, wechselbar, 5mm
10 Ziegenhaarbürste, weich

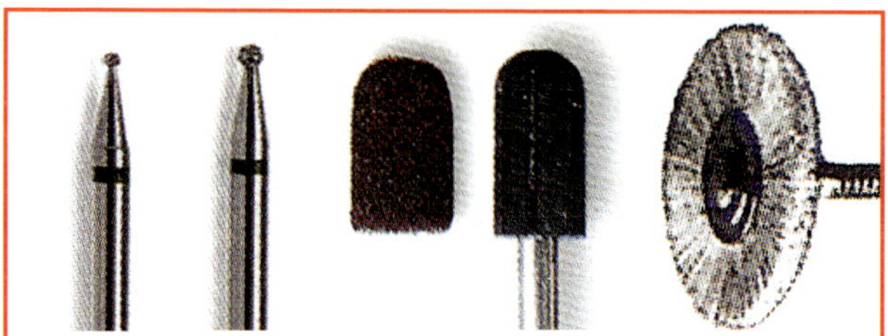

7 8 9 10

Die hygienischen Voraussetzungen vor Beginn der Behandlung und danach

Nicht nur beim Entfernen des eingewachsenen Zehennagels, auch bei allen anderen Arbeiten am Fuß müssen die Instrumente steril und keimfei sein. (Instrumente werden verschweißt in Folie oder in Instrumentenboxen aufbewahrt). Ansonsten besteht die Gefahr einer Pilzübertragung von Patient zu Patient.

Hygiene am Arbeitsplatz ist Voraussetzung einer erfolgreichen Behandlung.

Die Fußpflege sollte wegen der Gefahr der Übertragung von Mykosen z.B. durch Abrieb und Staub, stets in in einem separaten Raum, getrennt von der Kosmetikkabine ausgeführt werden.

Auf einer Kosmetikliege darf nicht auch Fußpflege ausgeführt werden. Nach einer Fußpflege-Behandlung müssen alle Bezüge gewechselt und die Räumlichkeiten mit einem Flächendesinfektionsmittel gereinigt werden.

Die Pflege ihrer Instrumente

Wir empfehlen grundsätzlich für den Einsatz im Behandlungsbereich nur Zangen und Instrumente aus rostfreiem Edelstahl (andere Bezeichnungen: Inox, stainless) zu verwenden. Alle Edelstahl-Geräte eignen sich für die üblichen Desinfektions- und Reinigungsarten (Tauchbad, Ultraschall, Thermodesinfektion).

Bei Verwendung **chemischer Desinfektionsmittel** ist darauf zu achten, daß diese genau nach Herstelleranweisung angewendet werden und die richtige Konzentration eingehalten wird. Um Verdunstung und Verschmutzung zu vermeiden, ist das tägliche Ansetzen des Desinfektionsmittels zu empfehlen. Auf vollständige Auflösung des Konzentrats vor Einlegen der Instrumente ist zu achten, ebenso auf die maximale Einlegezeit (niemals über das Wochenende, nicht über Nacht) und auf die Temperatur (nicht über 25°C).
Bei **manueller Reinigung** keinesfalls mit harten Gegenständen (Topfkratzer, Metallbürste) arbeiten, da die Oberfläche der Instrumente zerstört und damit die Rostgefahr erhöht wird.

Der Einsatz von Ultraschall

Bei Verwendung von Ultraschall-Reinigungsgeräten ist besonders auf die maximale Beschallungszeit zu achten. Empfohlen wird die Verwendung einer geeigneten, nicht-aggressiven Lösung. Säurehaltige Chemikalien (insbesondere Reinigungsmittel für Zemententferner) können Ihre wertvollen Zangen/Instrumente zerstören.

Achtung: Unmittelbar nach der chemischen Desinfektion und Reinigung müssen die Zangen/Instrumente sorgfältig von allen Chemikalienresten befreit werden. Dies geschieht durch sorgfältiges Abspülen mit destilliertem Wasser (Gelenkinstrumente immer im offenen Zustand!) **Wichtig:** Nur hochwertiges destilliertes Wasser nach EN 285 verwenden. Anderes Wasser kann einen zu hohen Silikatgehalt haben, was bei der Sterilisation zur Bildung gelbbrauner Flecken auf den Instrumenten führt. Verzicht auf Nachspülen kann während der nachfolgenden Sterilisation zu Verfärbungen und Rosterscheinungen führen. Danach werden die Zangen/Instrumente getrocknet. Das Innere der Durchsteckschlüssel bedarf der sorgfältigen Trocknung (Durchblasen mit Preßluft ist empfehlenswert).

Thermodesinfektion

Bei Verwendung eines Thermodesinfektors geben Sie bitte immer eine ausreichende Menge der dafür vorgesehenen Chemikalie bei, um das bei hohen Temperaturen aggressiv wirkende Wasser zu neutralisieren. Instrumente nach der Reinigung sofort entnehmen, keinesfalls im feuchten Milieu belassen (Rostgefahr!).

Ölen

Zangenschlüsse, Sperren, Gleitflächen für Federn und andere kritische Stellen der Zangen sollen nach dem Trocknen und vor der Sterilisation mit Paraffinölspray behandelt werden. Ein Ölschutz für die extra harten Einsätze verringert die Rostgefahr.

Achtung: Bei Heißluftsterilisation nur das Innere der Gelenke ölen, keine Außenteile (Gefahr der Fleckenbildung).

Sterilisation

Wichtig: Nur sorgfältig gereinigte und getrocknete Zangen/Instrumente ohne jeglichen Rostbefall in den Sterilisator bzw. Autoclaven geben, Gelenkinstrumente immer in geöffnetem Zustand einlegen. Werden rostige Zangen/Instrumente zusammen mit einwandfreien Zangen/Instrumenten sterilisiert, kann es zu Flugrostbildung und zur Zerstörung der vorher intakten Zangen/Instrumente kommen. Insbesondere bei Vorhandensein von verchromten Zangen/Instrumenten in der Praxis ist hier größte Vorsicht geboten, deshalb sind alle Zangen/Instrumente, die für den Behandlungsbereich angeboten werden, aus rostfreiem Stahl gefertigt.

Zangen/Instrumente dürfen nicht für längere Zeit im feuchten Milieu verbleiben. Die Tür des Sterilisators ist unmittelbar nach dem Sterilisationsprozeß zu öffnen.

Bei Verwendung von Folienbeuteln ist auf deren korrekte Lagerung im Sterilisator zu achten. Auf keinen Fall darf der Beutel Restfeuchtigkeit enthalten.

Die Heißluftsterilisation

Es ist zu beachten, daß bei Sterilisationstemperaturen **ab 185° C** mit einem Härteabfall der Arbeitsenden (z.B. Schneiden) und mit Verfärbung der Zangen oder der Instrumente gerechnet werden muß. Schneiden werden schneller stumpf und es besteht eine erhöhte Rostgefahr.

Achtung: Bei Heißluftsterilisation nur das Innere der Gelenke ölen, keine Außenteile (Gefahr der Fleckenbildung).

Einsatz von neuen Zangen/Instrumenten

Diese sind vor dem ersten Gebrauch sorgfältig zu reinigen und dann durch den ganzen Aufbereitungszyklus zu schicken.

Tip: Die Lebensdauer der Instrumente und Zangen und ihre jahrelange Gebrauchsfähigkeit ist gewährleistet, wenn alle Behandlungs- und Pflegetips eingehalten werden.

Genaue Information über die Vorgeschichte des eingewachsenen Zehennagels (=Anamnese)

Bevor sie mit der Behandlung beginnen, stellen sie fest, wodurch das Einwachsen entstanden ist, welches Stadium die Beschwerden erreicht haben und worauf beim Patienten besonders geachtet werden muß.

Zur Ursachenergründung soll folgender Fragenkatalog dienen:

1. Seit wann schmerzt der Zehennagel?
2. An welcher Stelle hatten sie erste Beschwerden?
3. Wurden sie bereits ärztlich behandelt?
4. Hatten sie eine Nagelspange?
5. Wurde das Nagelbett operiert?
6. Ist die Nagelplatte ärztlich entfernt worden?
7. Haben sie den Nagel bereits selbst behandelt?
8. Was tragen sie für Schuhe?
9. Welche berufliche Tätigkeit üben sie aus?
10. Welche Sport-/Freizeitaktivitäten treiben sie?
11. Sind sie Diabetiker?
12. Nehmen sie Medikamente? Welche?

Danach erfolgt die Erstellung eines Sichtbefundes:

1. Schauen sie **alle** Zehennägel an.
2. Achten sie auf äußere Entzündungszeichen.
3. Stellen sie fest, wo der Nagel eingewachsen ist.
4. Legen sie eine Karteikarte an.
5. Tragen sie den Befund ein.
6. Bei Entzündungen, Datum und Uhrzeit dokumentieren und ggf. vom Patienten unterschreiben lassen, um festzuhalten, daß der Patient bereits mit einer Entzündung zur Behandlung kam.

Hier sei dringend darauf hingewiesen, daß Patienten mit äußeren Entzündungszeichen vom Fußpfleger an einen Facharzt überwiesen werden müssen und die Behandlung nur in Zusammenarbeit mit diesem stattfinden darf.

Arbeitshilfen für die Diagnose und Therapie eingewachsener Zehennägel

Nachfolgend die Dokumentation ausgewählter Beispiele aus der täglichen Fußpflege-Praxis mit anschließender Behandlung:

1. Die Diagnose und Therapiemaßnahmen

2. Die Beschreibung der Behandlungsmethode

3. Die Darstellung des Behandlungsablaufs

Darüber hinaus ist jedes Beispiel mit einer tabellarischen Schnellübersicht (farbig unterlegt) und jedes Fallbeispiel mit einem Foto dokumentiert, in dem die Problembereiche deutlich markiert sind.

Im Sinne unserer Zielsetzung, ein praxisnahes Arbeitsbuch für die Therapie der eingewachsenen Zehennägel durch den Fußpfleger vorzulegen, finden sie praktisch für jeden vorkommenden Fall eine Problemlösung mit einer detaillierten Anleitung. Auch dort, wo es um einen Grenzfall der medizinischen Fußpflege geht, der nur in Zusammenarbeit mit einem Arzt versorgt und behandelt werden darf.

Dieses Arbeitsbuch soll eine Anleitung und Hilfe sein, mit der richtigen Vorgehensweise eine erfolgversprechende Behandlung durchzuführen.

Praxisteil 1

Das Einwachsen an der Nagelkuppe

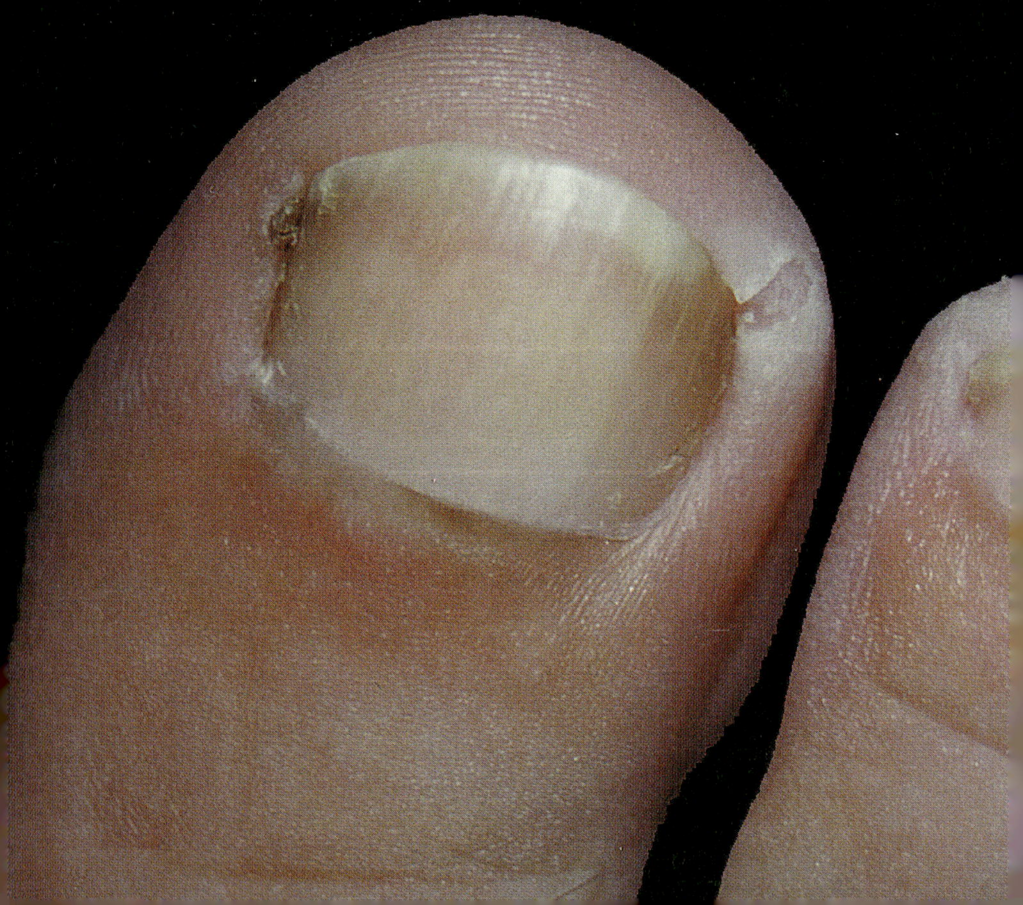

Beim Einwachsen an der Nagelkuppe oder an beiden Nagelkuppen, handelt es sich um einen Zehennagel, der meist durch äußere Umstände nicht über die Nagelkuppe hinauswachsen kann.

Der Behandlungsablauf dieses Problemnagels zählt zu den relativ einfachen Behandlungsmethoden für eine Fachkraft.

Bei Auftreten von Deformationen der Nagelplatten durch Krankheiten, physiologische Altersveränderungen, Einnahme von Medikamenten und anderen Umständen, kann das Einwachsen an den Nagelkuppe zu einem echten Problem werden und erfordert fachliche Kompetenz.

Beispiel 1	*Großzehe*	*Nagelkuppe*	*links*

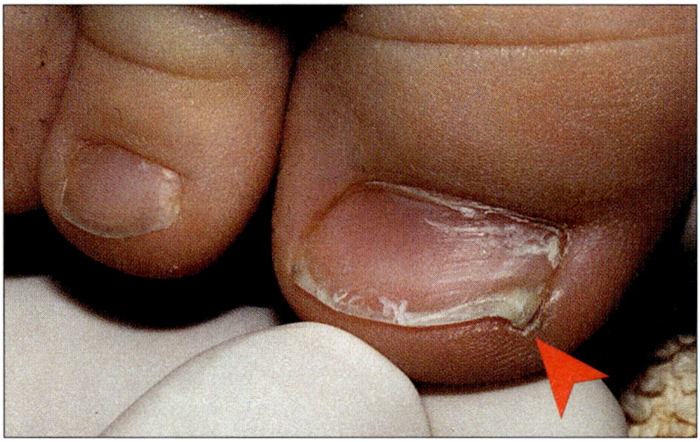

Patient: männlich, 18 Monate

Mögliche Ursachen: Unpassendes Schuhwerk, runde Form preßt die Großzehe an die Kleinzehen, wobei die linke Nagelkuppe an die Rundung drückt. Der Nagel kommt dadurch nicht über die Nagelkuppe und droht einzuwachsen.

Therapiemaßnahmen: Der Zehennagel wurde gerade geschnitten, neue Schuhe in fußgerechter Form angeschafft. Nach ca. 2 Monaten war der Schaden behoben.

Beispiel 1	*Großzehe*	*Nagelkuppe*	*links*

Folgende Instrumente wurden benötigt:

1. **Kopfschneider** zum Kürzen des Nagels
2. **Zellstoff-Tuch** zum Aufnehmen des abgetrennten Nagelteils

Beispiel 1	*Großzehe*	*Nagelkuppe*	*links*

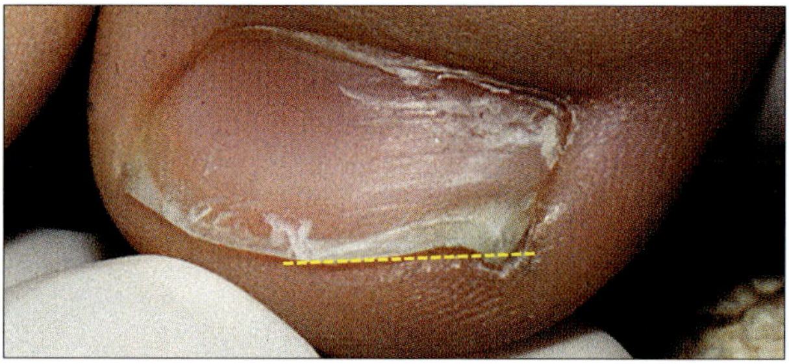

In folgenden Schritten wurde vorgegangen:

1. Mit dem Kopfschneider den Zehennagel kürzen, die Ecke des Nagels geringfügig runden,
2. Nagelteil mit Zellstofftuch aufnehmen.

Auch wenn dieser Behandlungsablauf von der Versorgung durch die Fußpflege als eher unproblematisch und einfach zu bewerten ist, haben wir ihn als Beispiel aufgenommen.

Hier soll gezeigt werden, daß durch gezieltes Eingreifen und Behandeln, sowie die Beratung der Eltern und die Anschaffung passender Kinderschuhe, eine Nageldeformation verhindert werden konnte.

Beispiel 2	*Großzehe*	*Nagelkuppe*	*rechts*

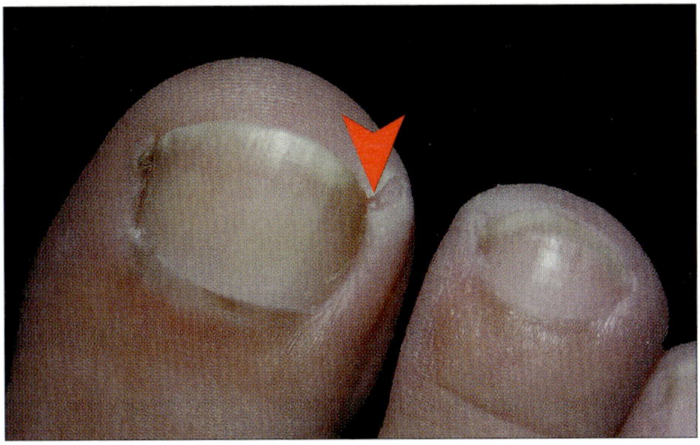

Patient: weiblich, 54 Jahre

Mögliche Ursachen: Patientin hat selbst den Nagel zu tief und schräg ausgeschnitten, trug enge Schuhe, leichte Neigung der Großzehe nach rechts und dadurch Druck durch die weiteren Kleinzehen an der oberen rechten Nagelkuppe.

Therapiemaßnahmen: Das eingewachsene Nagelstück wurde an der rechten Nagelkuppe herausgeschnitten, die Weiterbehandlung in einem Abstand von 4 Wochen durchgeführt. Nach ca. 8 Monaten wurde ein dauerhafter Erfolg erzielt.

Beispiel 2	*Großzehe*	*Nagelkuppe*	*rechts*

Folgende Instrumente wurden benötigt:

1. **Eckenzange** zum Entfernen des eingewachsenen Nagelteils
2. **Doppellöffel** zum Entfernen der Nagelreste
3. **Zellstoff-Tuch** zum Aufnehmen des abgetrennten Nagelteils
4. **Ziegenhaarbürste** zum Entfernen der Nagelreste

Beispiel 2	*Großzehe*	*Nagelkuppe*	*rechts*

In folgenden Schritten wurde vorgegangen:

1. Eckenzange (flache Seite an den Nagelrand) öffnen, untere Spitze der Eckenzange an den rechten Nagelrand der Nagelkuppe anlegen,
2. mit der Eckenzange der natürlichen Nagelform folgend **(nicht schräg!)** in kleinen Schnitten das obere Nagelteil herausschneiden,
3. am rechten Nagelrand das eingewachsene Nagelteil an der Nagelkuppe **(nicht schräg!)** wegschneiden,
4. den abgeschnittenen Nagel mit der Eckenzangenspitze herausnehmen, in ein Zellstoff-Tuch abstreifen,
5. mit dem Doppellöffel die Nagelreste entfernen,
6. mit der Ziegenhaarbürste die restlichen Nagelteile entfernen.

Beispiel 3	*Großzehe*	*Nagelkuppe*	*links/rechts*

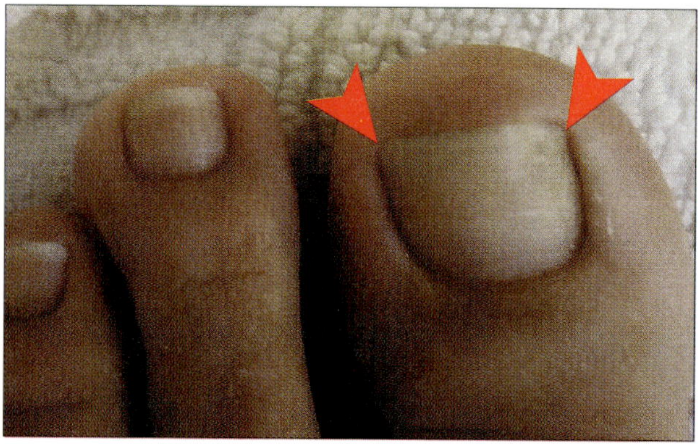

Patient: männlich, 16 Jahre

Mögliche Ursachen: Patient trägt überwiegend Turnschuhe, spielt seit seinem 4. Lebensjahr mehrmals in der Woche aktiv Fußball.

Therapiemaßnahmen: Das Entfernen der eingewachsenen Nagelspitzen der natürlichen Nagelform folgend, in einem Abstand von 4 Wochen, über einen Zeitraum von ca. 9 Monaten brachte dauerhaften Erfolg.

Beispiel 3	*Großzehe*	*Nagelkuppe*	*links/rechts*

Folgende Instrumente wurden benötigt:

1. **Eckenzange** zum Entfernen der eingewachsenen Nagelteile im Nagelfalz
2. **Pinzettenzange** zum Entfernen der eingewachsenen Nagelteile im Nagelfalz
3. **Doppellöffel** zum Entfernen der Nagelreste
4. **Zellstoff-Tuch** zum Aufnehmen der abgetrennten Nagelteile
5. **Diamantschleifer** rund 0,9 mm, zum Entfernen von Verhornungen am rechten und linken Nagelfalz
5. **Ziegenhaarbürste** zum Entfernen der Nagel- und Hornstaubreste

Beispiel 3	*Großzehe*	*Nagelkuppe*	*links/rechts*

In folgenden Schritten wurde vorgegangen:

1. Eckenzange (flache Seite an den Nagelrand) öffnen, untere Spitze der Eckenzange unter den Nagelrand unter der Nagelkuppe anlegen,
2. Eckenzange schließen und in Richtung Matrix der natürlichen Nagelform folgend in kleinen Schnitten den seitlichen Nagelteil herausschneiden,
3. mit der Eckenzange das bereits oben abgelöste Nagelteil vorsichtig anheben (**Vorsicht:** Nagel kann mit der Nagelhaut verwachsen sein),
4. das abgeschnittene Nagelteil mit der Pinzettenzangenspitze herausnehmen, in ein Zellstoff-Tuch abstreifen,
5. mit dem Doppellöffel die Nagelreste entfernen,
6. mit dem Diamantfräser Hornhaut im Nagelfalz entfernen,
7. mit der Ziegenhaarbürste die restlichen Nagelteile und Hornstaub entfernen,
7. am linken Nagelrand den Behandlungsvorgang wiederholen.

Beispiel 4	*Kleinzehe*	*Nagelkuppe*	*links*

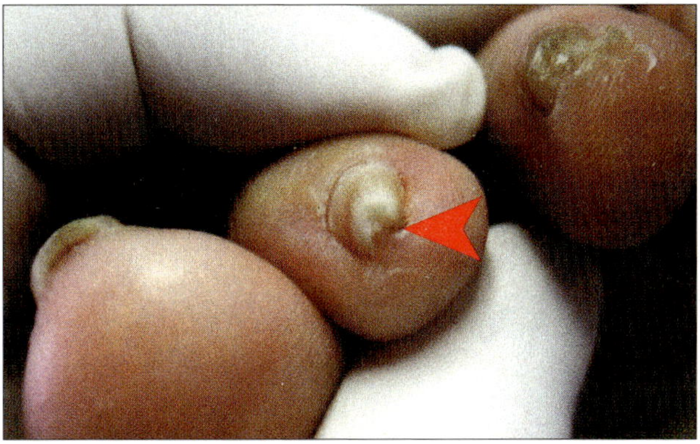

Patient: weiblich, 57 Jahre

Mögliche Ursachen: Patientin trug und trägt auch heute noch enge, spitze und hohe Schuhe, unfachmännisches Schneiden der Nägel.

Therapiemaßnahmen: Das eingewachsene Nagelstück wurde der natürlichen Nagelform folgend entsprechend herausgeschnitten, die Behandlung in einem Abstand von 4 Wochen vorgenommen, brachte nach 10 Monaten einen dauerhaften Erfolg.

Beispiel 4	*Kleinzehe*	*Nagelkuppe*	*links*

Folgende Instrumente wurden benötigt:

1. **Eckenzange** zum Entfernen des eingewachsenen Nagelteils
2. **Doppellöffel** zum Herausheben des abgetrennten Nagelteils
3. **Zellstoff-Tuch** zum Aufnehmen des abgetrennten Nagelteils
4. **Ziegenhaarbürste** zum Entfernen der Nagelreste

Beispiel 4	*Kleinzehe*	*Nagelkuppe*	*links*

In folgenden Schritten wurde vorgegangen:

1. Eckenzange (flache Seite an den Nagelrand) öffnen, untere Spitze der Eckenzange unter den Nagelrand unter der Nagelkuppe anlegen,
2. Eckenzange schließen und in Richtung Matrix der natürlichen Nagelform folgend in kleinen Schnitten den seitlichen Nagelteil herausschneiden,
3. mit der Eckenzange das abgelöste Nagelteil vorsichtig anheben (**Vorsicht:** Nagel kann mit der Nagelhaut verwachsen sein),
4. den abgeschnittenen Nagel mit der Eckenzangenspitze herausnehmen, in ein Zellstoff-Tuch abstreifen,
5. mit dem Doppellöffel die restlichen Nagelteile entfernen,
6. mit der Ziegenhaarbürste die restlichen Nagelteile entfernen.

Praxisteil 2

Das Einwachsen an der Nagelkuppe und am Nagelfalz

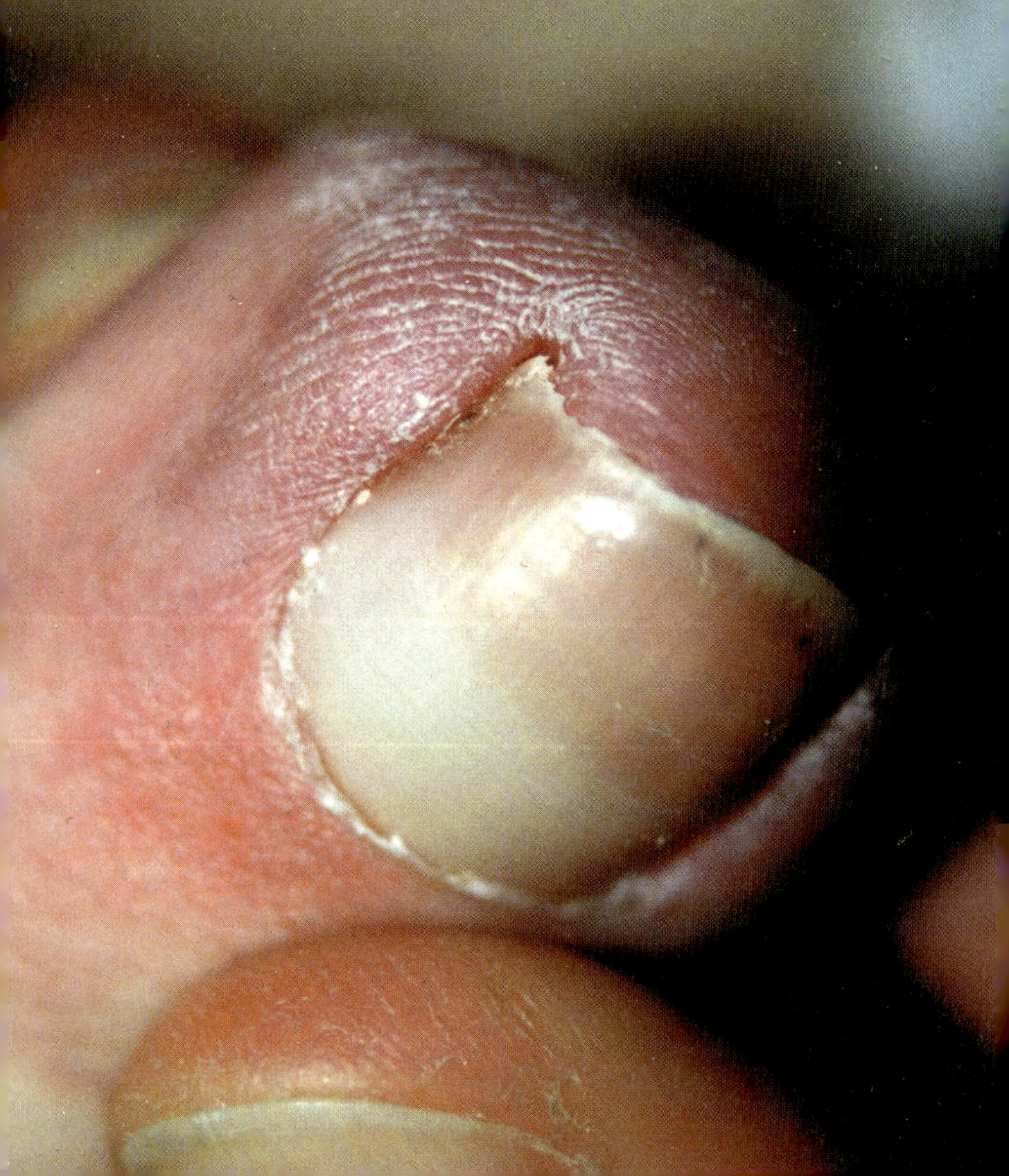

Beispiel 5	*Großzehe*	*Nagelkuppe*	*links*
		Nagelfalz	*rechts*

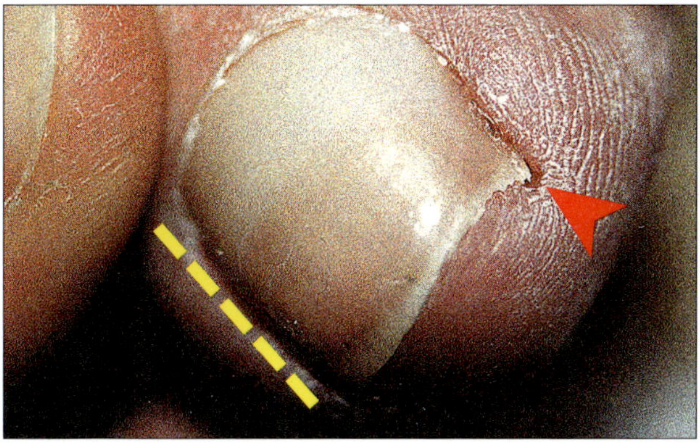

Patient: weiblich, 58 Jahre

Mögliche Ursachen: Patientin hat viele Jahre enge, hohe und spitze Schuhe getragen, leidet heute an Übergewicht, übt einen stehenden Beruf aus.

Therapiemaßnahmen: Die Patientin trug eine Nagelspange ohne Erfolg. Durch Entfernen des eingewachsenen Nagelteils der natürlichen Nagelform folgend, in einem Abstand von 4 Wochen, über einen Zeitraum von ca. einem Jahr, wurde ein dauerhafter Erfolg erzielt.

Beispiel 5	*Großzehe*	*Nagelkuppe*	*links*
		Nagelfalz	*rechts*

Folgende Instrumente werden benötigt:

1. **Eckenzange** zum Entfernen des eingewachsenen Nagelteils
2. **Pinzettenzange** zum Anheben des zu entfernenden Nagelteils
3. **Diamant-Schleifer**, rund 0,9, mm zum Entfernen der Verhornungen an der Nagelkuppe
3. **Zellstoff-Tuch** zum Aufnehmen des abgetrennten Nagelteils
4. **Ziegenhaarbürste** zum Entfernen des Hornstaubs

Beispiel 5	*Großzehe*	*Nagelkuppe*	*links*
		Nagelfalz	*rechts*

In folgenden Schritten wurde vorgegangen:

1. Eckenzange (flache Seite an den Nagelrand) öffnen, untere Spitze der Eckenzange unter den Nagelgelrand unter der Nagelkuppe anlegen,
2. die untenliegende Spitze der Eckenzange unter dem Nagel hebt die Nagelplatte vorisichtig an,
3. Eckenzange schließen, mit vorsichtigem Anheben der Nagelplatte Richtung Matrix der natürlichen Nagelform folgend **(nicht schräg!)** das eingewachsene Nagelteil in kleinen Teilen abtrennen,
4. das abgeschnittene Nagelteil mit der Eckenzangenspitze herausnehmen, in ein Zellstoff-Tuch abstreifen,
5. Verhornungen der Haut unter dem entfernten Nagelteil mit einem Diamantschleifer fräsen **(nicht bei Entzündungen einsetzen!),**
5. mit der Ziegenhaarbürste Hornstaub entfernen.

Beispiel 6	*Großzehe*	*Nagelkuppe*	*links/rechts*
		Nagelfalz	*links/rechts*

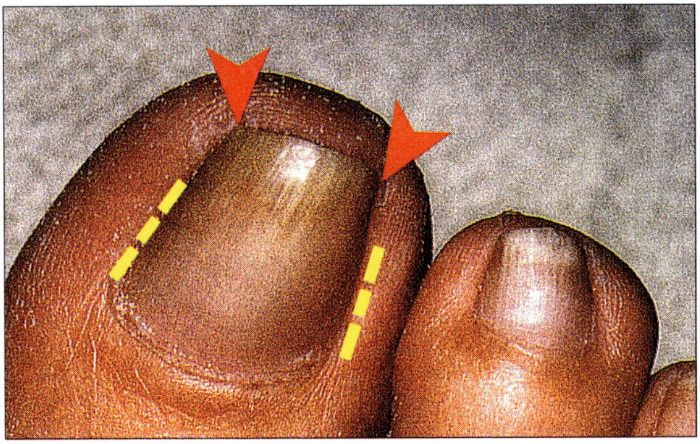

Patient: weiblich, 58 Jahre

Mögliche Ursachen: Patientin hat über viele Jahre, enge, hohe und spitze Schuhe getragen, übt einen stehenden Beruf aus, eingewachsene Nägel familienveranlagt, Nagelplatte ist an der Matrix breiter als im oberen Verlauf des Nagelbettes.

Therapiemaßnahmen: Das Entfernen der Nagelteile an den Kuppen und der Nagelteile im Nagelfalz seiner natürlichen Nagelform entsprechend, in einem Abstand von 4 Wochen, über einen Zeitraum von ca. 12 Monaten brachte dauerhaften Erfolg.

Beispiel 6	*Großzehe*	*Nagelkuppe*	*links/rechts*
		Nagelfalz	*links/rechts*

Folgende Instrumente wurden benötigt:

1. **Eckenzange** zum Entfernen des eingewachsenen Nagelteils
2. **Diamant-Fräser** runder Kopf, 0,75mm, zum Fräsen des Nagelteils in der Nähe der Matrix
3. **Doppellöffel** zum Herausheben der abgetrennten Nagelteile
4. **Zellstoff-Tuch** zum Aufnehmen der abgetrennten Nagelteile
5. **Ziegenhaarbürste** zum Entfernen der Nagel- und Hornstaubreste

Beispiel 6	*Großzehe*	*Nagelkuppe*	*links/rechts*
		Nagelfalz	*links/rechts*

In folgenden Schritten wurde vorgegangen:

1. Eckenzange (flache Seite an den Nagelrand) öffnen, untere Spitze der Eckenzange unter den Nagelrand unter der Nagelkuppe anlegen,
2. Eckenzange schließen und in Richtung Matrix der natürlichen Nagelform folgend in kleinen Schnitten das seitliche Nagelteil herausschneiden,
3. mit der Eckenzange das bereits oben abgelöste Nagelteil vorsichtig anheben **(Vorsicht:** Nagel kann mit der Nagelhaut verwachsen sein),
4. das abgeschnittene Nagelteil mit der Eckenzangenspitze herausnehmen,
5. Diamant-Fräser zwischen Nagel und Nagelfalz mit leichtem Druck gegen die Nagelplatte vorsichtig in Richtung Matrix fräsen,
6. mit dem Doppellöffel die Nagelteile entfernen,
8. mit der Ziegenhaarbürste die restlichen Nagelteile und Hornstaub entfernen
7. am linken Nagelrand den Behandlungsvorgang wie beschrieben wiederholen.

Beispiel 7	*Großzehe*	*Nagelkuppe*	*rechts*
		Nagelfalz	*rechts*

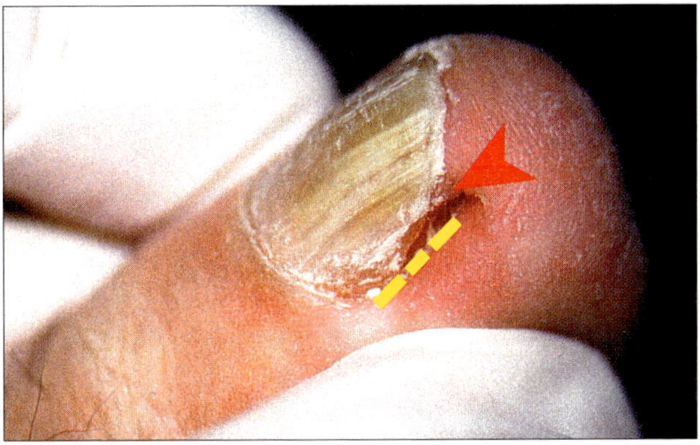

Patient: männlich, 76 Jahre

Mögliche Ursachen: Patient trug als Soldat nicht passende Stiefel, falsches Schuhwerk nach dem Krieg, unfachmännisches Schneiden der Nägel und nicht fachgerechtes Behandeln über viele Jahre.

Therapiemaßnahmen: Der eingewachsene Nagelteil wurde der natürlichen Nagelform folgend, in einem Abstand von ca. 5 Wochen herausgeschnitten, die Behandlung dauert altersbedingt länger und hat nach ca. 2 Jahren einen erheblichen Erfolg gebracht.

Beispiel 7	*Großzehe*	*Nagelkuppe*	*rechts*
		Nagelfalz	*rechts*

Folgende Instrumente wurden benötigt:

1. **Eckenzange** zum Entfernen des eingewachsenen Nagelteils
2. **Doppellöffel** zum Herausheben der abgetrennten Nagelteile **(Vorsicht bei Entzündungen!)**
3. **Zellstoff-Tuch** zum Aufnehmen des abgetrennten Nagelteils
4. **Ziegenhaarbürste** zum Entfernen der Nagelreste **(Vorsicht bei Entzündungen!)**

Beispiel 7	*Großzehe*	*Nagelkuppe*	*rechts*
		Nagelfalz	*rechts*

In folgenden Schritten wurde vorgegangen:

1. Eckenzange (flache Seite an den Nagelrand) öffnen, untere Spitze der Eckenzange unter den Nagelrand unter der Nagelkuppe anlegen,
2. Eckenzange schließen und in Richtung Matrix der natürlichen Nagelform folgend in kleinen Schnitten den seitlichen Nagelteil herausschneiden,
3. mit der Eckenzange das bereits oben abgelöste Nagelteil vorsichtig anheben (**Vorsicht:** Nagel kann mit der Nagelhaut verwachsen sein),
4. den abgeschnittenen Nagelteil mit der Eckenzangenspitze herausnehmen, in ein Zellstoff-Tuch abstreifen,
5. mit dem Doppellöffel die restlichen Nagelteile entfernen **(Vorsicht bei Entzündung!),**
6. mit der Ziegenhaarbürste die restlichen Nagelteile entfernen **(Vorsicht bei Entzündung!).**

Beispiel 8	*Großzehe*	*Nagelkuppe*	*links/rechts*
		Nagelfalz	*links*

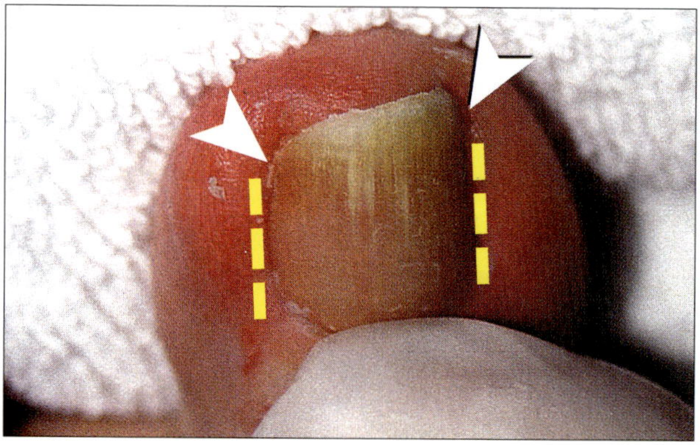

Patient: weiblich, 58 Jahre

Mögliche Ursache: Zu enge, spitze Schuhe, stehender Beruf, falsches Nägelschneiden, durch unbehandelte Nagelmykose Verdickung der Nagelplatte.

Therapiemaßnahmen: Das eingewachsene Nagelteil wurde an der linken Nagelkuppe und am Nagelfalz herausgeschnitten (nicht schräg schneiden!).

Vor der Behandlung muß unbedingt ein Arzt konsultiert werden! In Zusammenarbeit mit dem Arzt, wurde ein Herausschneiden in einem Abstand von 4 Wochen vorgenommen, gleichzeitig eine antimykotische Therapie verordnet.

Beispiel 8	*Großzehe*	*Nagelkuppe*	*links/rechts*
		Nagelfalz	*links*

Folgende Instrumente wurden benötigt:

1. **Eckenzange** zum Entfernen des eingewachsenen Nagelteils
2. **Doppellöffel** zum Herausheben des abgetrennten Nagelteils
3. **Zellstoff-Tuch** zum Aufnehmen des abgetrennten Nagelteils
4. **Wund- und Heilsalbe** nach ärztlicher Verordnung

Beispiel 8	*Großzehe*	*Nagelkuppe*	*links/rechts*
		Nagelfalz	*links*

In folgenden Schritten wurde vorgegangen:

1. Eckenzange (flache Seite an den Nagelrand) öffnen, untere Spitze der Eckenzange an den **linken** Nagelrand der Nagelkuppe anlegen,
2. Eckenzange schließen und in Richtung Matrix der natürlichen Nagelform folgend in kleinen Schnitten den seitlichen Nagelteil herausschneiden,
3. mit der Eckenzange das abgelöste Nagelteil vor sichtig anheben (**Vorsicht:** Nagel kann mit der Nagelhaut verwachsen sein),
4. das abgeschnittene Nagelteil mit der Eckenzangenspitze herausnehmen, in ein Zellstoff-Tuch abstreifen,
5. am **rechten** Nagelrand das eingewachsene Nagelstück an der Nagelkuppe **(nicht schräg!)** wegschneiden,
6. Wund- und Heilsalbe nach ärztlicher Verordnung auftragen.

Beispiel 9	*Großzehe*	*Nagelkuppe*	*rechts*
		Nagelfalz	*rechts*

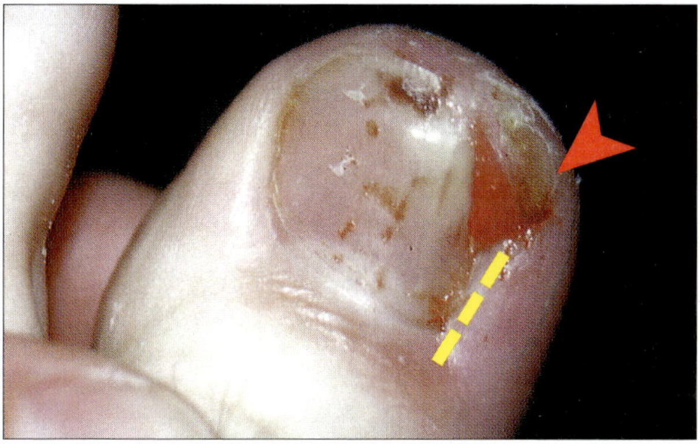

Patient: weiblich, 16 Jahre

Mögliche Ursachen: Nägel unsachgemäß geschnitten, erste Entzündung vor ca. 6 Monaten, das Nagelteil wurde **orthopädisch** herausgeschnitten, hat sich nach kurzer Zeit wieder entzündet.

Hier ist sofort ein Arzt zu konsultieren!

Therapiemaßnahmen: Das eingewachsene Nagelstück wurde in Zusammenarbeit mit dem behandelnden Arzt herausgeschnitten und eine gezielte Therapie mit dem Fußpfleger abgesprochen.

Beispiel 9	*Großzehe*	*Nagelkuppe*	*rechts*
		Nagelfalz	*rechts*

Folgende Instrumente wurden benötigt:

1. **Eckenzange** zum Entfernen des eingewachsenen Nagelteils
2. **Zellstoff-Tuch** zum Aufnehmen des abgetrennten Nagelteils
3. **Wund- und Heilsalbe** nach ärztlicher Verordnung.

⚠ **Hier müssen der Arbeitsplatz und die Instrumente nicht nur desinfiziert sondern sterilisiert zur Behandlung angewendet werden!**

Beispiel 9	*Großzehe*	*Nagelkuppe*	*rechts*
		Nagelfalz	*rechts*

In folgenden Schritten wurde vorgegangen:

1. **Sterile Eckenzange** (flache Seite an den Nagelrand) öffnen, untere Spitze der Eckenzange unter den Nagelrand unter der Nagelkuppe anlegen,
2. Eckenzange schließen und in Richtung Matrix der natürlichen Nagelform folgend in kleinen Schnitten das seitliche Nagelteil herausschneiden,
3. mit der Eckenzange das bereits oben abgelöste Nagelteil vorsichtig anheben (**Vorsicht:** Nagel kann mit der Nagelhaut verwachsen sein),
4. den abgeschnittenen Nagel mit der Eckenzangenspitze herausnehmen, in ein Zellstoff-Tuch abstreifen.

Dieser Behandlungsablauf muß unbedingt nach vorheriger Absprache und gleichzeitiger Behandlung mit dem Arzt erfolgen und es wird nochmals vor eigenmächtigem Handeln gewarnt, es kann fatale Folgen haben!

Beispiel 10	*Großzehe*	*Nagelkuppe*	*links*
		Nagelfalz	*links*

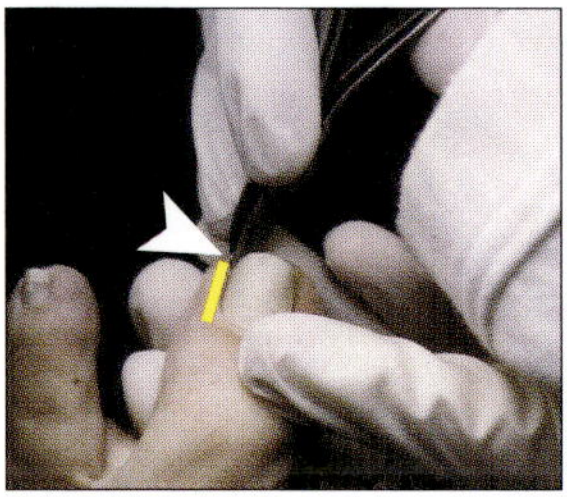

Eingewachsener Nagel an der Nagelkuppe und Nagelfalz links

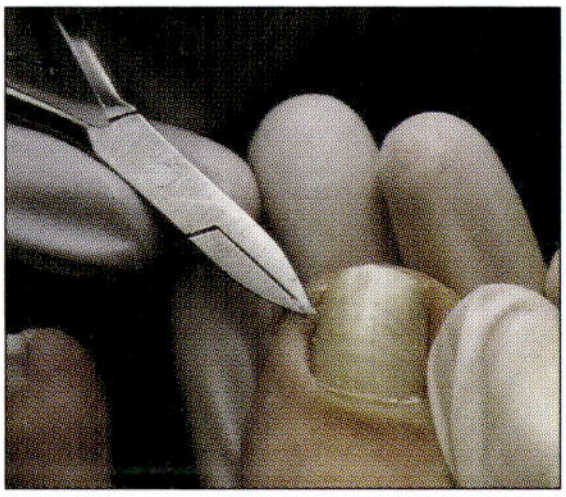

Eckenzange schneidet in kleinen Teilen von Nagelkuppe entlang dem Nagelfalz

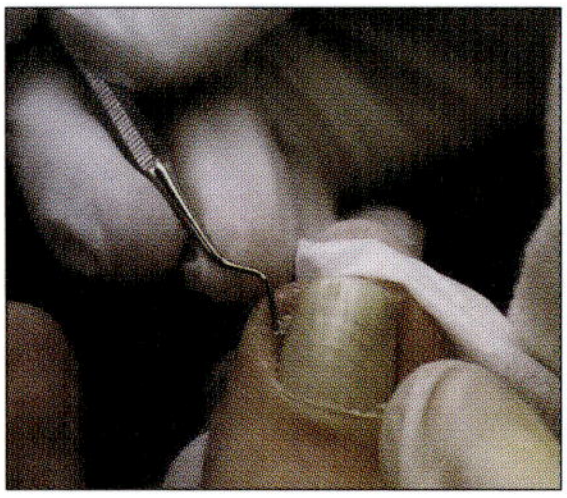

Doppellöffel hebt entfernte Nagelteile heraus

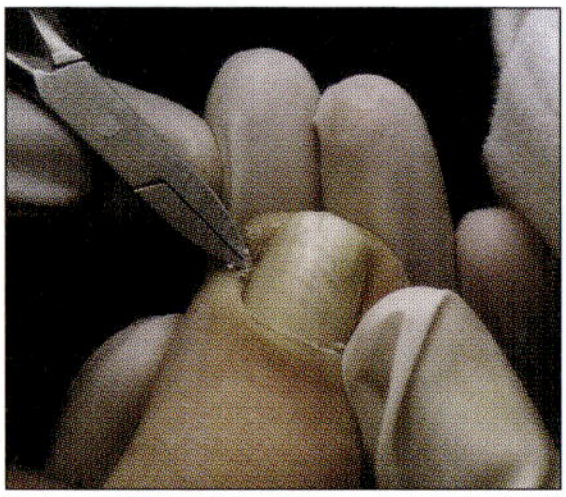

Eckenzange schneidet weiteres eingewachsenes Nagelteil heraus

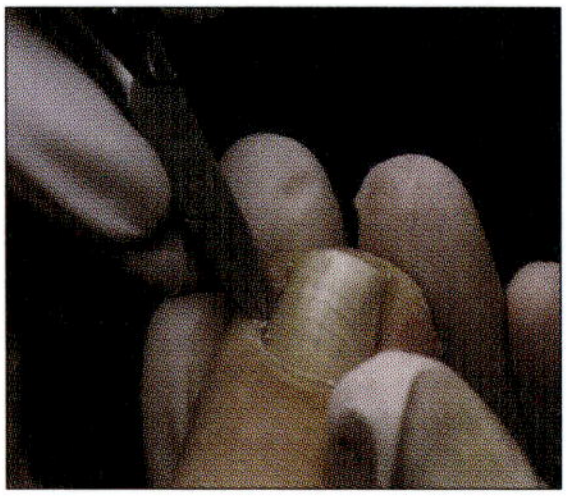

Eckenzange trennt eingewachsenes Nagelteil ab

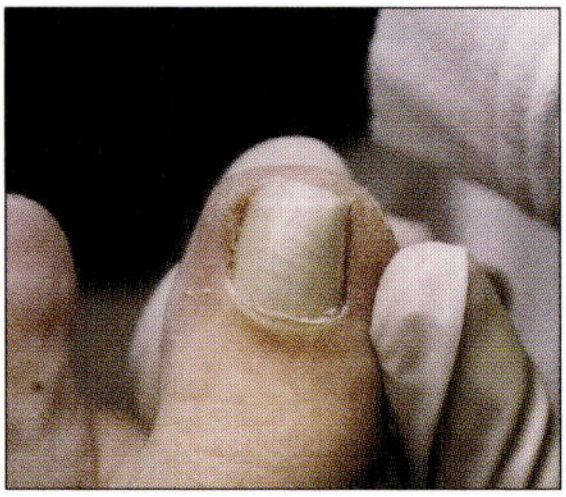

Zehennagelansicht nach Entfernen der eingewachsenen Nagelteile

Beispiel 10	*Großzehe*	*Nagelkuppe*	*rechts*
		Nagelfalz	*rechts*

Folgende Instrumente wurden benötigt:

1. **Eckenzange** zum Entfernen des eingewachsenen Nagelteils
2. **Doppellöffel** zum Herausheben des abgetrennten Nagelteils
3. **Zellstoff-Tuch** zum Aufnehmen des abgetrennten Nagelteils
4. **Ziegenhaarbürste** zum Entfernen der Nagelteile

Beispiel 10	*Großzehe*	*Nagelkuppe*	*rechts*
		Nagelfalz	*rechts*

In folgenden Schritten wurde vorgegangen:

1. Eckenzange (flache Seite an den Nagelrand) öffnen, untere Spitze der Eckenzange unter den Nagelrand unter der Nagelkuppe anlegen,
2. Eckenzange schließen und in Richtung Matrix der natürlichen Nagelform folgend in kleinen Schnitten das seitliche Nagelteil herausschneiden,
3. mit der Eckenzange das bereits oben abgelöste Nagelteil vorsichtig anheben (**Vorsicht:** Nagel kann mit der Nagelhaut verwachsen sein),
4. den abgeschnittenen Nagel mit der Eckenzangenspitze herausnehmen, in ein Zellstoff-Tuch abstreifen,
5. mit dem Doppellöffel die Nagelteile entfernen,
6. mit der Ziegenhaarbürste die restlichen Nagelteile entfernen.

Beispiel 11	*Großzehe*	*Nagelkuppe*	*rechts*
		Nagelfalz	*rechts*

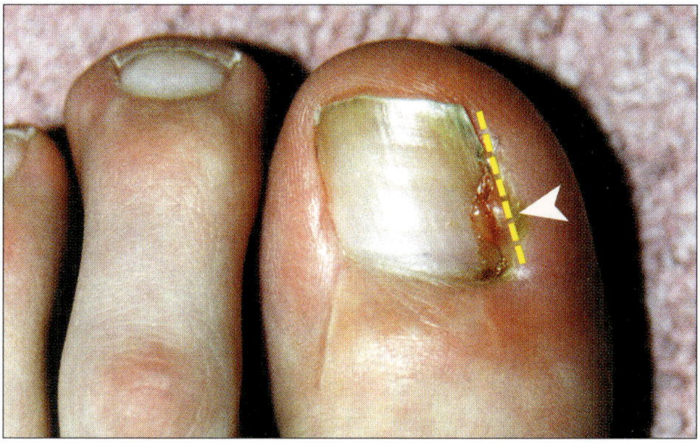

Entzündeter Nagelwall und Nagelfalz

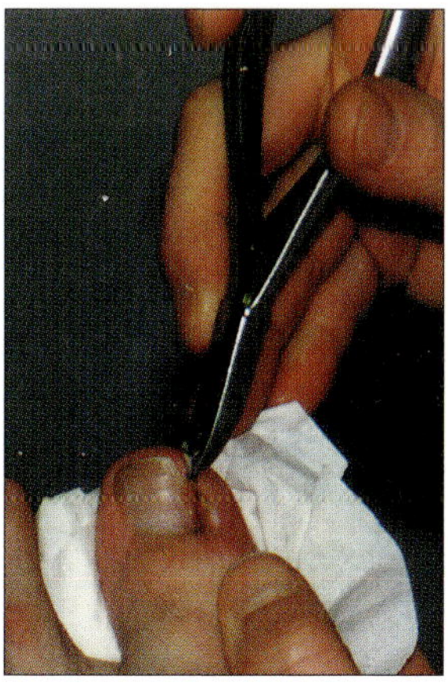

Eckenzange schneidet Nagelteil

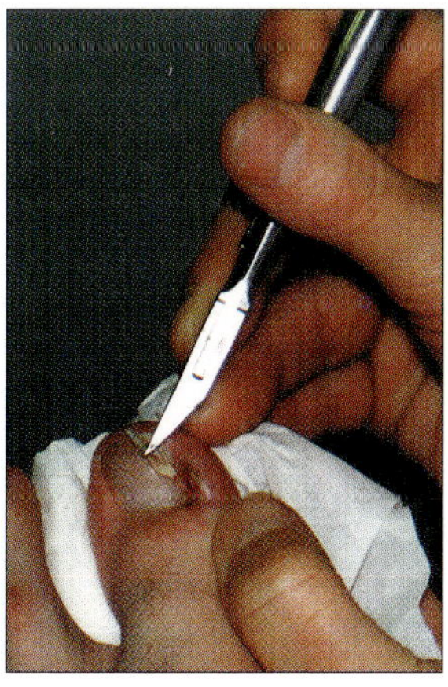

Eckenzange hebt abgetrenntes Nagelteil heraus

Beispiel 11	*Großzehe*	*Nagelkuppe*	*rechts*
		Nagelfalz	*rechts*

Folgende Instrumente wurden benötigt:

1. **Eckenzange** zum Entfernen des eingewachsenen Nagelteils
2. **Zellstoff-Tuch** zum Aufnehmen des abgetrennten Nagelteils
3. **Wund- und Heilsalbe** nach ärztlicher Verordnung

Nicht nur hier müssen der Arbeitsplatz und die Instrumente desinfiziert, sondern sterilisiert zur Behandlung angewendet werden!

Beispiel 11	*Großzehe*	*Nagelkuppe*	*rechts*
		Nagelfalz	*rechts*

In folgenden Schritten wurde vorgegangen:

1. **Sterile Eckenzange** (flache Seite an den Nagelrand) öffnen, untere Spitze der Eckenzange unter den Nagelrand unter der Nagelkuppe anlegen,
2. Eckenzange schließen und in Richtung Matrix der natürlichen Nagelform folgend in kleinen Schnitten das seitliche Nagelteil herausschneiden,
3. mit der Eckenzange das bereits oben abgetrennte Nagelteil vorsichtig anheben (**Vorsicht:** Nagel kann mit der Nagelhaut verwachsen sein),
4. das abgeschnittene Nagelteil mit der Eckenzangenspitze herausnehmen, in ein Zellstoff-Tuch abstreifen.

Vor der Behandlung sollte ein Arzt konsultiert werden! In Zusammenarbeit mit dem Arzt wurde die Entzündung und ein weiteres Einwachsen verhindert.

Praxisteil 3

Das Einwachsen am Nagelfalz

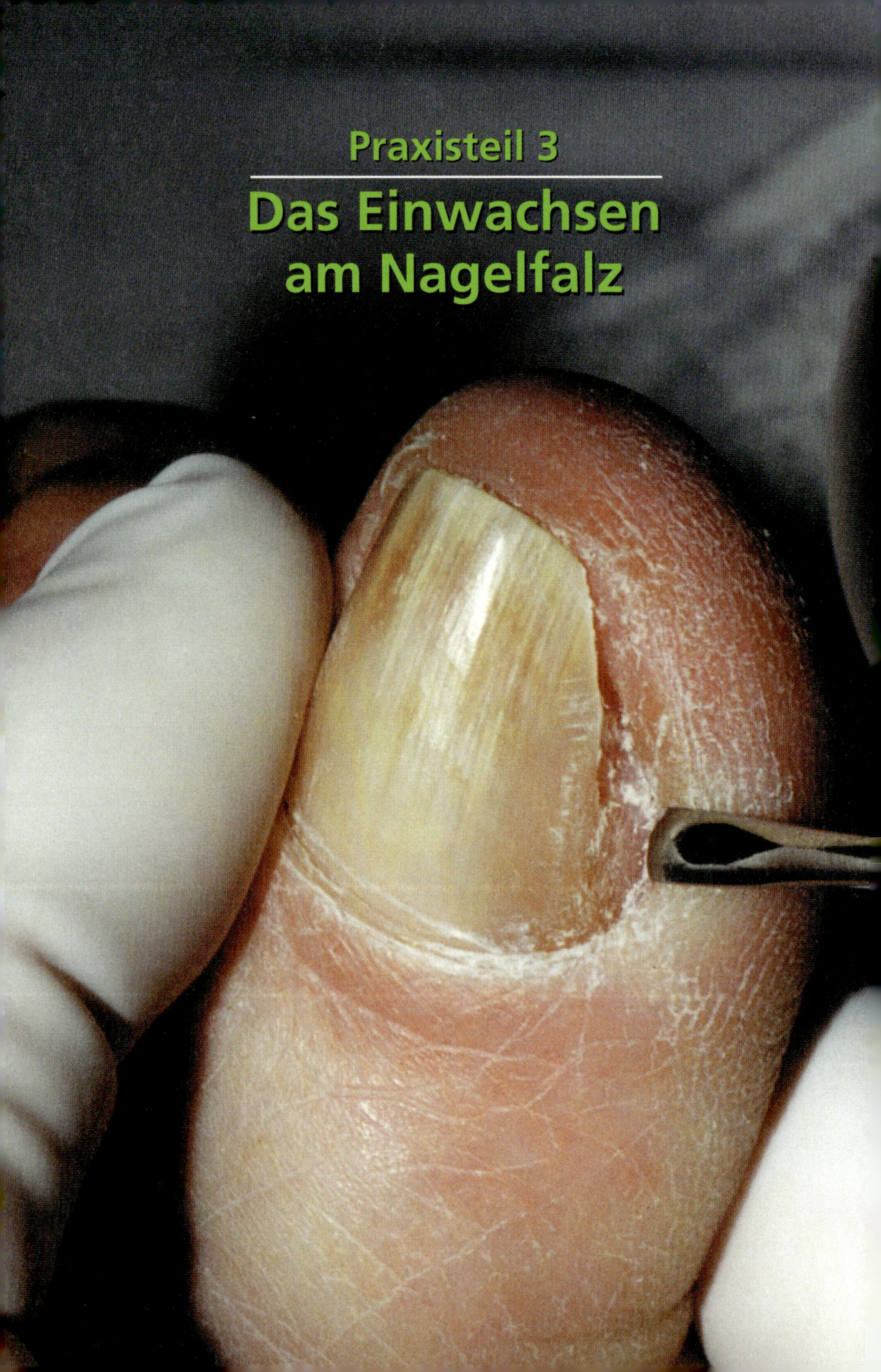

Beispiel 12	*Großzehe*	*Nagelfalz*	*rechts*

Behandlungsablauf Schritt für Schritt demonstriert

Diese hier vorgestellten Phasen des Behandlungsablaufs werden in vergleichbarer Form in den überwiegenden Fällen bei eingewachsenen Zehennägeln am Nagelfalz eingesetzt.

Generell muß man beim Entfernen der abgelösten Nagelteile mit den Schneiden der Eckenzange immer darauf achten, daß der **Nagel mit der Nagelhaut verwachsen** sein kann.

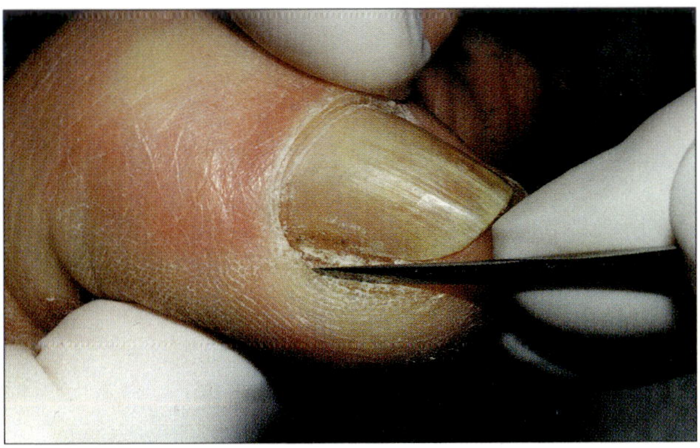

Deutlich sichtbares Einwachsen am Nagelfalz

Beispiel 12	*Großzehe*	*Nagelfalz*	*rechts*

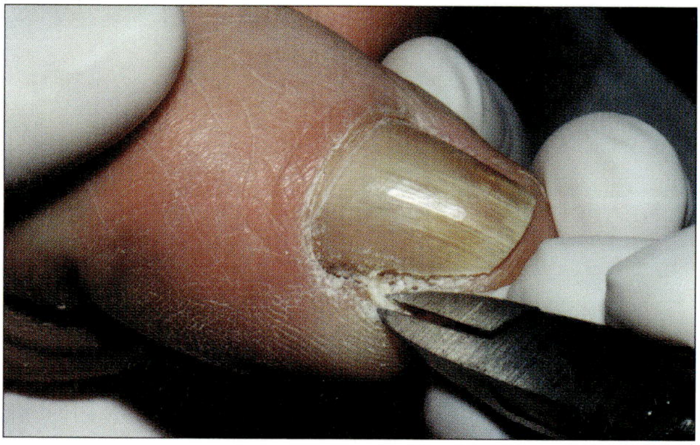

Mit der Spitze der Eckenzange wird das entfernte Nagelteil herausgehoben

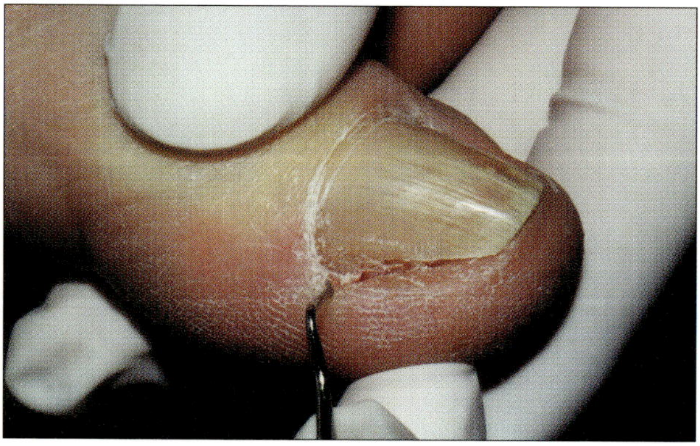

Mit dem Doppellöffel die restlichen Nagelteile entfernen

Beispiel 12	*Großzehe*	*Nagelfalz*	*rechts*

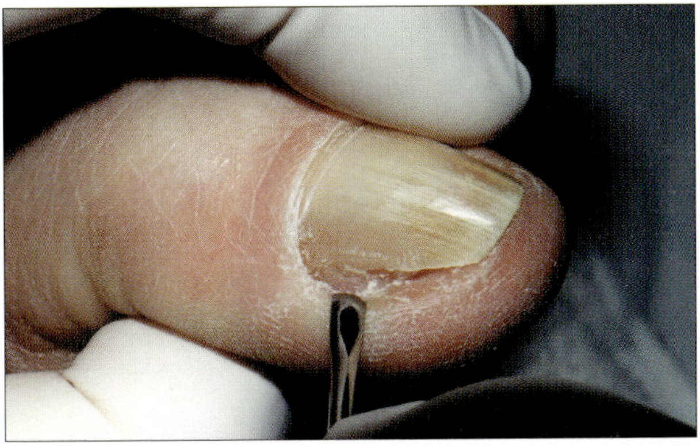

Mit dem breiteren Doppelspatel alle Nagel- und Hornhautreste entfernt

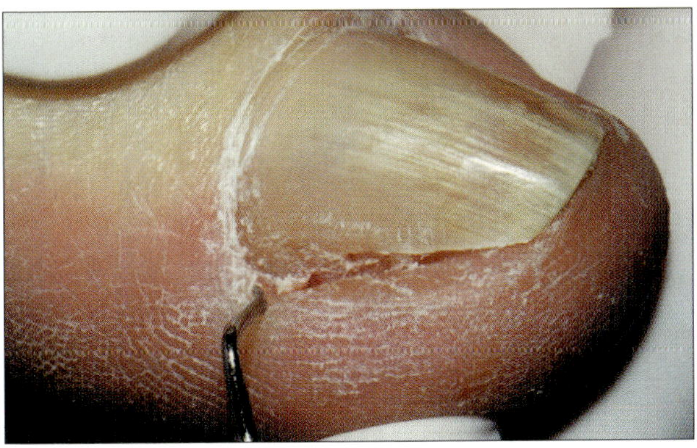

Großzehennagel nach Entfernen des eingewachsenen Nagelteils

Beispiel 13	*Großzehe*	*Nagelfalz*	*rechts*

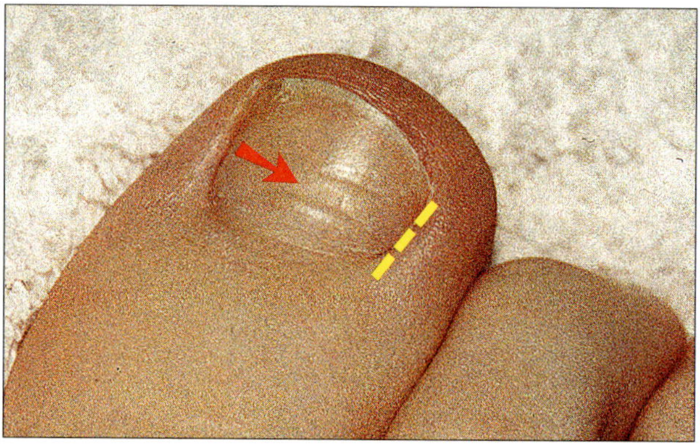

Patient: weiblich, 23 Jahre

Mögliche Ursachen: Patientin trägt modische, der Fußform nicht entsprechende hohe Schuhe, hatte über mehrere Jahre Ballettuntericht und spielte aktiv Eishockey, die individuellen Zehenstellungen können ein Einwachsen begünstigen.

Therapiemaßnahmen: Das Aufsetzen einer Nagelspange **(Pfeil!)** brachte keine Besserung, das eingewachsene Nagelstück wurde in einem Abstand von 3 Wochen herausgeschnitten, über einen Zeitraum von ca. 7 Monaten brachte die Behandlung dauerhaften Erfolg.

Beispiel 13	*Großzehe*	*Nagelfalz*	*rechts*

Folgende Instrumente wurden benötigt:

1. **Eckenzange** zum Entfernen des eingewachsenen Nagelteils
2. **Doppellöffel** zum Herausheben des abgetrennten Nagelteils
3. **Zellstoff-Tuch** zum Aufnehmen des abgetrennten Nagelteils

Beispiel 13	*Großzehe*	*Nagelfalz*	*rechts*

In folgenden Schritten wurde vorgegangen:

1. Eckenzange (flache Seite an den Nagelrand) öffnen, untere Spitze der Eckenzange unter den Nagelrand unter der Nagelkuppe anlegen,
2. Eckenzange schließen und in Richtung Matrix der natürlichen Nagelform folgend in kleinen Schnitten den seitlichen Nagelteil herausschneiden,
3. mit der Eckenzange das bereits oben abgelöste Nagelteil vorsichtig anheben (**Vorsicht:** Nagel kann mit der Nagelhaut verwachsen sein),
4. das abgeschnittene Nagelteil mit der Eckenzangenspitze herausnehmen, in ein Zellstoff-Tuch abstreifen,
5. mit dem Doppellöffel die restlichen Nagelteile entfernen.

Beispiel 14	*Großzehe*	*Nagelfalz*	*rechts*

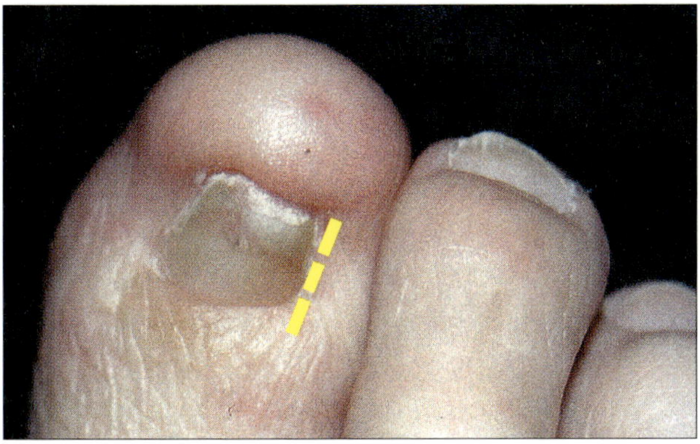

Patient: weiblich, 60 Jahre

Mögliche Ursachen: Patientin trug enge, spitze und hohe Schuhe, übte einen stehenden Beruf aus, eingewachsene Nägel familienveranlagt.

Therapiemaßnahmen: Ärztlicherseits wurden beide Großzehennägel gezogen, in der Fußpflegepraxis wurde ein sanftes Herausfräsen an der Nagelplatte und im Nagelfalz in einem Abstand von 5 Wochen vorgenommen, die Behandlung brachte nach ca. 5 Monaten einen dauerhaften Erfolg.

Beispiel 14	*Großzehe*	*Nagelfalz*	*rechts*

Folgende Instrumente wurden benötigt:

1. **Diamant-Fräser** runder Kopf, 0,75mm, zum Fräsen des Nagelteils für den Nagel im Nagelfalz
2. **Doppellöffel** zum Säubern des Nagelfalzes
3. **Ziegenhaarbürste** zum Entfernen der Nagel- und Hornstaubreste

Beispiel 14	*Großzehe*	*Nagelfalz*	*rechts*

In folgenden Schritten wurde vorgegangen:

1. Diamantfräser mit leichtem Druck gegen die Nagelplatte am Nagelfalz in vorsichtigen Auf- und Abwärtsbewegungen fräsen,
2. mit dem Doppellöffel die restlichen Nagelteile entfernen,
3. mit der Ziegenhaarbürste am seitlichen Nagelfalz die restlichen Nagelteile und Hornstaub entfernen.

Beispiel 15	*Großzehe*	*Nagelfalz*	*links/rechts*

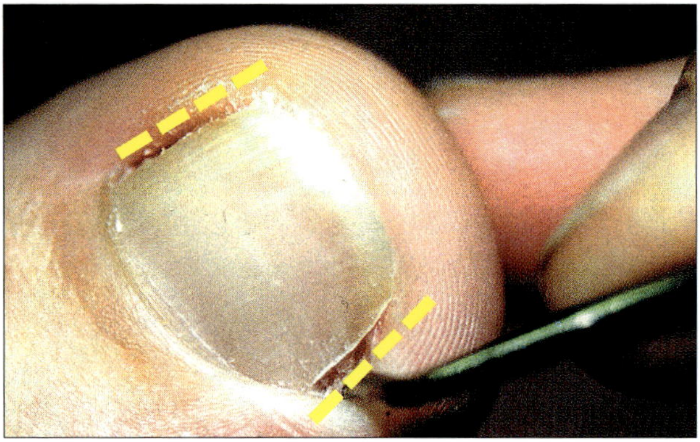

Patient: weiblich, 52 Jahre

Mögliche Ursachen: Patientin trug enge, spitze und hohe Schuhe, übte einen stehenden Beruf aus, unfachmännisches Schneiden der Nägel.

Therapiemaßnahmen: Die eingewachsenen Nagelteile wurden der natürlichen Nagelform entsprechend am rechten und linken Nagelfalz herausgeschnitten, die Behandlung in einem Abstand von 4 Wochen vorgenommen und brachte nach ca. 12 Monaten einen dauerhaften Erfolg

Beispiel 15	*Großzehe*	*Nagelfalz*	*links/rechts*

Folgende Instrumente wurden benötigt:

1. **Eckenzange** zum Entfernen des eingewachsenen Nagelteils
2. **Doppellöffel** zum Herausheben des abgetrennten Nagelteils
3. **Zellstoff-Tuch** zum Aufnehmen des abgetrennten Nagelteils
4. **Ziegenhaarbürste** zum Entfernen der restlichen Nagelteile

Beispiel 15	*Großzehe*	*Nagelfalz*	*links/rechts*

In folgenden Schritten wurde vorgegangen:

1. Eckenzange (flache Seite an den Nagelrand) öffnen, untere Spitze der Eckenzange an den rechten Nagelrand der Nagelkuppe anlegen,
2. Eckenzange schließen und in Richtung Matrix der natürlichen Nagelform folgend in kleinen Schnitten den seitlichen Nagelteil herausschneiden,
3. mit der Eckenzange das abgelöste Nagelteil vorsichtig anheben (**Vorsicht:** Nagel kann mit der Nagelhaut verwachsen sein),
4. das abgeschnittene Nagelteil mit der Eckenzangenspitze herausnehmen, in ein Zellstoff-Tuch abstreifen,
5. mit dem Doppellöffel die restlichen Nagelteile entfernen,
6. mit der Ziegenhaarbürste am seitlichen Nagelfalz die restlichen Nagelteile entfernen,
7. am **linken** Nagelrand den Behandlungsvorgang wie beschrieben wiederholen.

Praxisteil 4

Das Einwachsen am Nagelfalz und an der Matrix

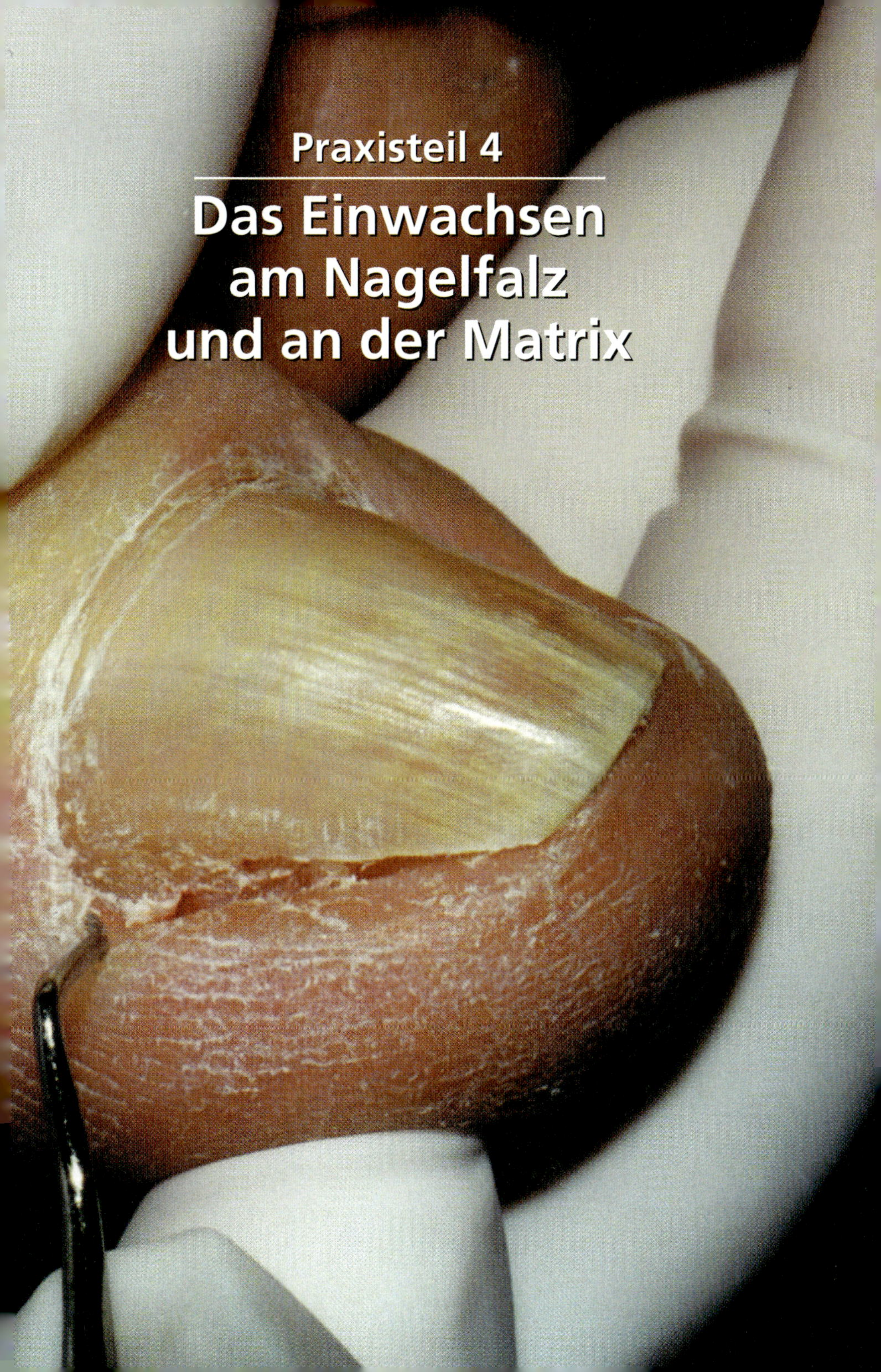

Das gleichzeitige Einwachsen am Nagelfalz und an der Matrix kommen in der Regel nicht sehr häufig vor. Das Einwachsen an der Matrix an der rechten und/oder linken Seite im Nagelfalz, erfordert ein präzises Arbeiten durch den Fußpfleger.

Diese Behandlungen sollten nur von einer geübten Fachkraft vorgenommen werden, in der Regel nach Rücksprache mit dem Arzt. Diese Behandlungsmethode erfordert ein langes Durchhaltevermögen von seiten des Fußpflegers und des Patienten. Wobei hier nicht einmal garantiert werden kann, ob es zu einem dauerhaften Erfolg führt.

Beispiel 16	*Großzehe*	*Nagelfalz*	*rechts*
		Matrix	*rechts*

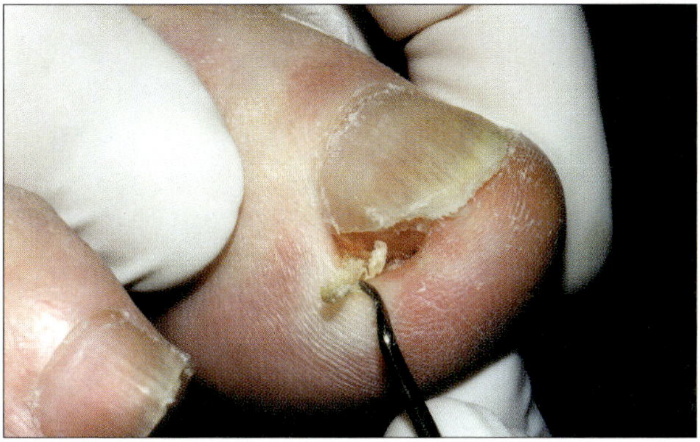

Herauslösen des abgetrennten Nagelteils mit dem Doppellöffel

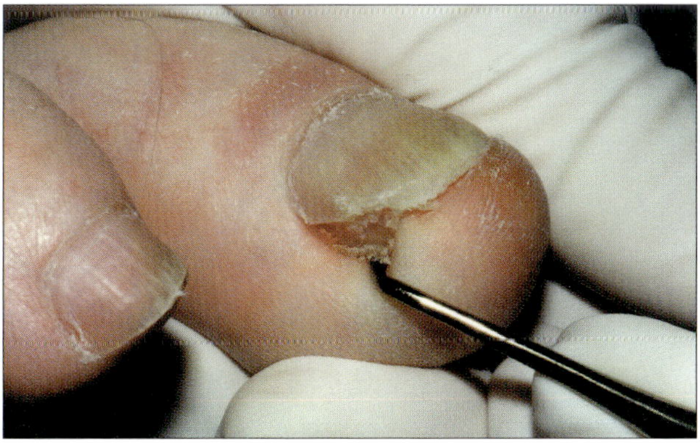

Ansicht nach dem Entfernen des oberen eingewachsenen Nagelteils mit der Eckenzange

Beispiel 16	*Großzehe*	*Nagelfalz*	*rechts*

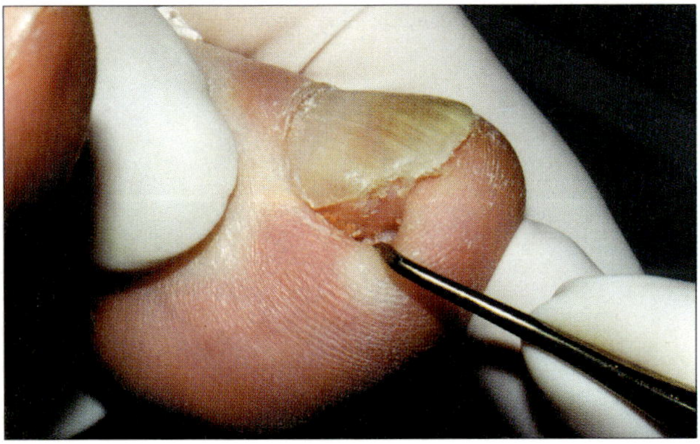

Sichtbares unteres Nagelteil tief im Nagelfalz von Matrix bis zur Nagelkuppe

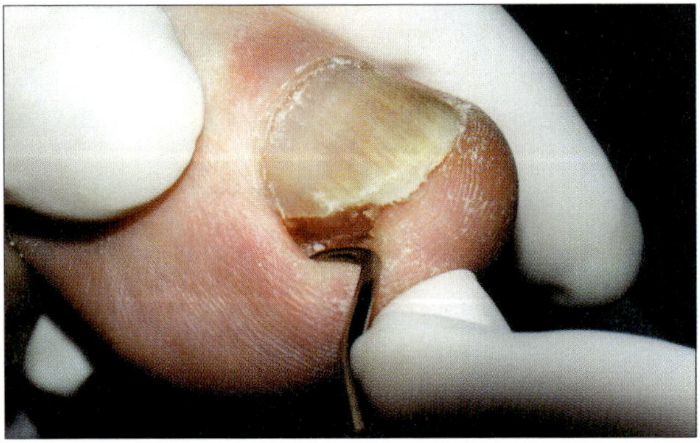

Ansicht des Nagelfalzes nach vollständig entferntem Nagelteil

Beispiel 17	*Kleinzehe*	*Matrix*	*rechts*

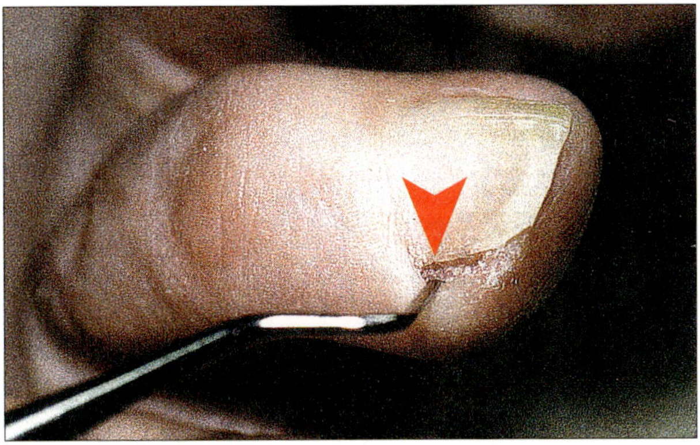

Patient: weiblich, 66 Jahre

Mögliche Ursachen: Patientin trug enge, spitze und hohe Schuhe, unfachmännisches Schneiden des Nagelteils, zu schräg und zu tief.

Therapiemaßnahmen: Das obere eingewachsene Nagelteil wurde herausgeschnitten und der Nagel in der Nähe der Matrix gefräst. Die Behandlung in einem Abstand von 4 Wochen brachte nach ca. 4 Monaten einen dauerhaften Erfolg.

Beispiel 17	*Kleinzehe*	*Matrix*	*rechts*

Folgende Instrumente wurden benötigt:

1. **Eckenzange** zum Entfernen des eingewachsenen Nagelteils
2. **Pinzettenzange** zum Anheben und Entfernen des eingewachsenen Nagelteils
3. **Diamant-Fräser** runder Kopf, 0,75mm, zum Fräsen des Nagelteils an der Matrix
3. **Doppellöffel** zum Herausheben des abgetrennten Nagelteils
4. **Ziegenhaarbürste** zum Entfernen der Nagel- und Hornstaubreste

Beispiel 17	*Kleinzehe*	*Matrix*	*rechts*

In folgenden Schritten wurde vorgegangen:

1. Eckenzange (flache Seite an den Nagelrand) öffnen, untere Spitze der Eckenzange unter den Nagelrand (horizontal) unter der Nagelkuppe anlegen,
2. Eckenzange schließen und in Richtung Matrix der natürlichen Nagelform folgend in kleinen Schnitten den seitlichen Nagelteil herausschneiden,
3. mit der Pinzettenzange das abgelöste Nagelteil vorsichtig anheben (**Vorsicht:** Nagel kann mit der Nagelhaut verwachsen sein),
4. das abgeschnittene Nagelteil mit der Pinzettenzange herausnehmen,
5. Diamant-Fräser mit leichtem Druck gegen die Nagelplatte in der Nähe der Matrix restliche Nagelteile herausfräsen,
6. mit dem Doppellöffel die Nagelteile entfernen,
7. mit der Ziegenhaarbürste die restlichen Nagelteile und Hornstaub entfernen.

Beispiel 18	*Großzehe*	*Nagelfalz*	*rechts*
		Matrix	*rechts*

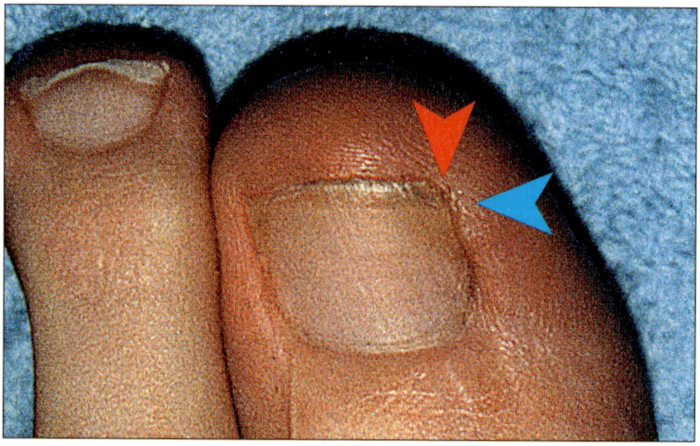

Patient: männlich, 23 Jahre

Mögliche Ursachen: Patient spielt seit seinem 6. Lebensjahr mehrmals in der Woche Fußball und seit einigen Jahren Squash, übt einen stehenden Beruf aus, trägt modische Schuhe.

Therapiemaßnahmen: Ärztlicherseits Verödung der Matrix an beiden Großzehennägeln verhinderte nicht das Einwachsen. Eingewachsenes Nagelteil wurde in einem Abstand von 3 Wochen herausgeschnitten, und brachte über einen Zeitraum von ca. 10 Monaten dauerhaften Erfolg.

Beispiel 18	*Großzehe*	*Nagelfalz*	*rechts*
		Matrix	*rechts*

Folgende Instrumente wurden benötigt:

1. **Eckenzange** zum Entfernen des eingewachsenen Nagelteils
2. **Doppellöffel** zum Herausheben des eingewachsenen Nagelteils
3. **Diamant-Fräser** runder Kopf, 0,75mm, zum Fräsen des Nagelteils an der Matrix
4. **Zellstoff-Tuch** zum Aufnehmen des abgetrennten Nagelteils

Beispiel 18	*Großzehe*	*Nagelfalz*	*rechts*
		Matrix	*rechts*

In folgenden Schritten wurde vorgegangen:

1. Eckenzange (flache Seite an den Nagelrand) öffnen, untere Spitze der Eckenzange unter den Nagelrand unter der Nagelkuppe anlegen,
2. Eckenzange schließen und in Richtung Matrix der natürlichen Nagelform folgend in kleinen Schnitten das seitliche Nagelteil herausschneiden,
3. mit der Eckenzange das bereits oben abgelöste Nagelteil vorsichtig anheben (**Vorsicht:** Nagel kann mit der Nagelhaut verwachsen sein),
4. den abgeschnittenen Nagel mit der Eckenzangenspitze herausnehmen, in ein Zellstoff-Tuch abstreifen,
5. Diamantfräser mit leichtem Druck gegen die Nagelplatte, in der Nähe der Matrix, das eingewachsene Nagelteil herausfräsen,
6. mit dem Doppellöffel die Nagelreste entfernen.

Beispiel 19	*Großzehe*	*Matrix*	*rechts*
		Nagelfalz	*rechts*

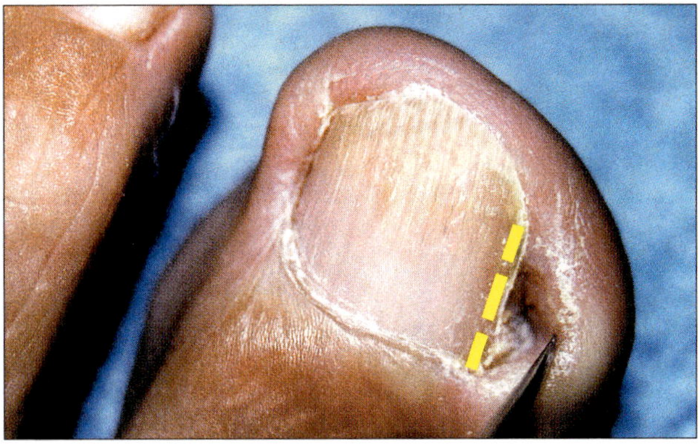

Patient: männlich, 76 Jahre

Mögliche Ursachen: Schlechtes Schuhwerk (nicht passende Militärstiefel während des Krieges), nicht fachgerechte Behandlung in der Fußpflege über Jahre.

Therapiemaßnahmen: Das eingewachsene Nagelteil wurde im Abstand von 4 Wochen herausgeschnitten. Ein dauerhafter Erfolg wurde durch Herausschneiden des Nagelteils im Nagelfalz bis zur Matrix, nach ca. 12 Monaten Behandlung erreicht.

Beispiel 19	*Großzehe*	*Matrix*	*rechts*
		Nagelfalz	*rechts*

Folgende Instrumente wurden benötigt:

1. **Eckenzange** zum Entfernen des eingewachsenen Nagelteils
2. **Doppellöffel** zum Herausheben des eingewachsenen Nagelteils
3. **Diamant-Fräser** runder Kopf, 0,75mm, zum Fräsen des Nagelteils an der Matrix
4. **Zellstoff-Tuch** zum Aufnehmen des abgetrennten Nagelstückes
5. **Wund- und Heilsalbe**

Beispiel 19	*Großzehe*	*Matrix*	*rechts*
		Nagelfalz	*rechts*

In folgenden Schritten wurde vorgegangen:

1. Eckenzange (flache Seite an den Nagelrand) öffnen, untere Spitze der Eckenzange unter den Nagelrand unter der Nagelkuppe anlegen,
2. Eckenzange schließen und in Richtung Matrix der natürlichen Nagelform folgend in kleinen Schnitten das seitliche Nagelteil herausschneiden,
3. mit der Eckenzange das bereits oben abgelöste Nagelteil vorsichtig anheben (**Vorsicht:** Nagel kann mit der Nagelhaut verwachsen sein),
4. den abgeschnittenen Nagel mit der Eckenzangenspitze herausnehmen, in ein Zellstoff-Tuch abstreifen,
5. Diamantfräser mit leichtem Druck gegen die Nagelplatte, in der Nähe der Matrix, das eingewachsene Nagelteil herausfräsen,
6. mit dem Doppellöffel die Nagelreste entfernen,
7. Wund- und Heilsalbe auftragen.

Beispiel 20	*Großzehe*	*Nagelfalz*	*rechts/links*
		Matrix	*rechts*

Patientin, 56 Jahre, hat mehrmals eine **Nagelspange** getragen. Nach Beendigung dieser Therapie war sie für kurze Zeit beschwerdefrei.

Seit etwa 12 Monaten wurde in Abständen von jeweils 4 Wochen der Nagel entlang des Nagelfalzes bis zur Matrix weggeschnitten ohne den natürlichen Verlauf der Nagelplatte zu verändern.

Nach den bisherigen Behandlungen ist ein Erfolg in Sicht.

Beispiel 20	*Großzehe*	*Nagelfalz*	*rechts/links*
		Matrix	*rechts*

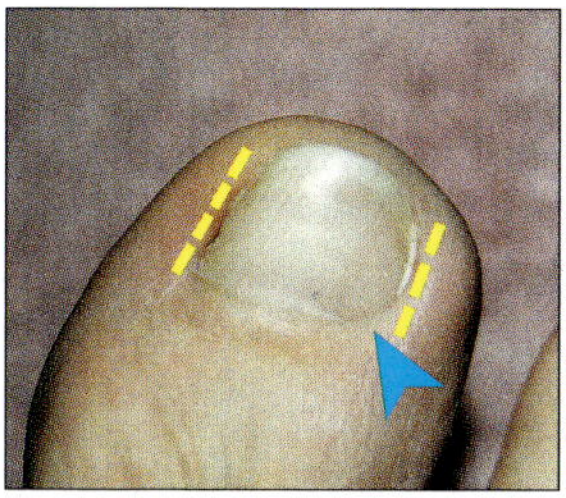

Eingewachsener Zehennagel
Nagelfalz rechts/links und rechts Matrix

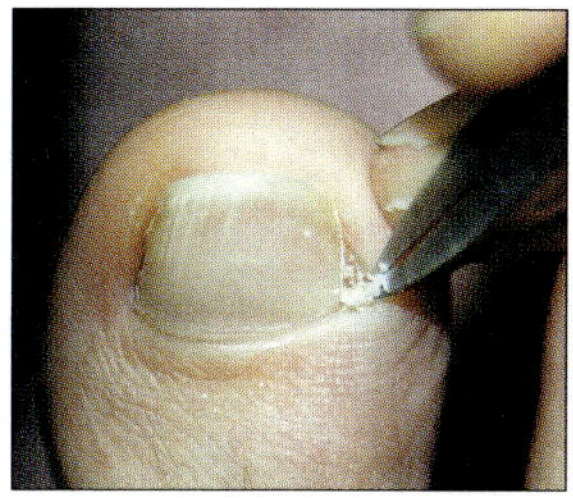

Eckenzange schneidet in kleinen Teilen den Nagel bis zur Matrix heraus

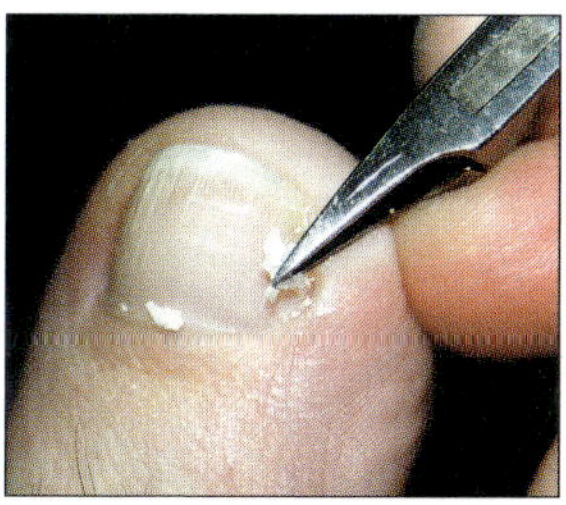

Eckenzange hebt vorsichtig das abgetrennte Nagelteil heraus

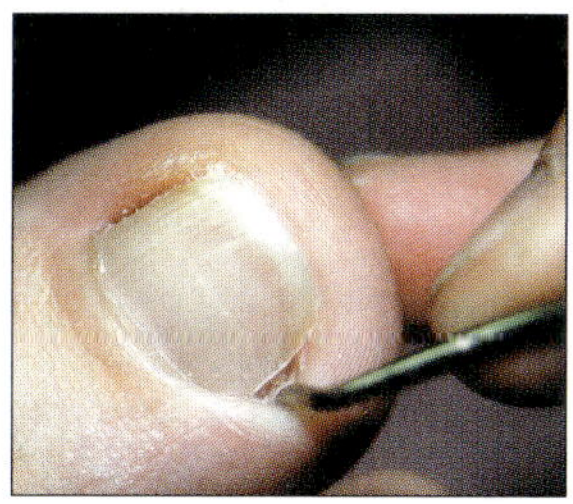

Doppellöffel säubert den Nagelfalz

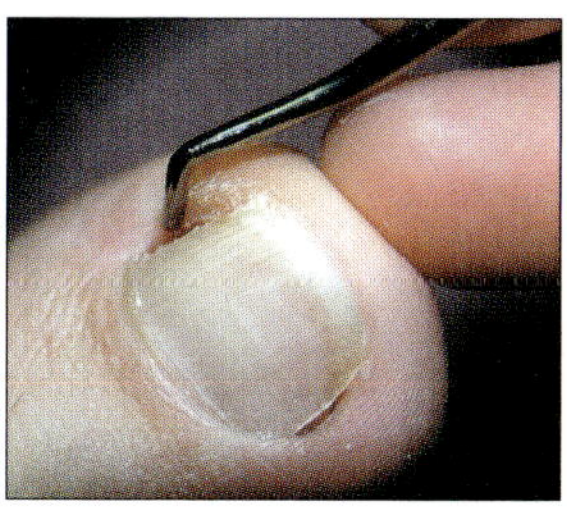

Eckenzange hat linkes Nagelteil entfernt, Doppelöffel säubert den Nagelfalz

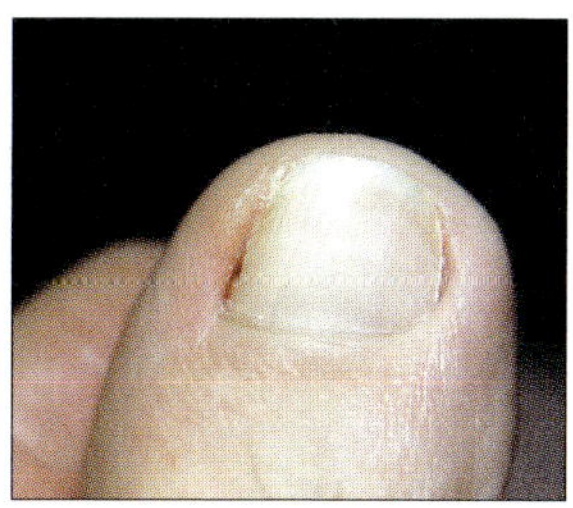

Nagelplatte behält nach der Behandlung ihre natürliche Form

Beispiel 20	*Großzehe*	*Nagelfalz*	*rechts*
		Matrix	*rechts*

Folgende Instrumente wurden benötigt:

1. **Eckenzange** zum Entfernen des eingewachsenen Nagelteils
3. **Doppellöffel** zum Entfernen der Nagelreste
4. **Zellstoff-Tuch** zum Aufnehmen des abgetrennten Nagelteils
5. **Ziegenhaarbürste** zum Entfernen der Nagel- und Hornstaubreste

Beispiel 20	*Großzehe*	*Nagelfalz*	*rechts*
		Matrix	*rechts*

In folgenden Schritten wurde vorgegangen:

1. Eckenzange (flache Seite an den Nagelrand) öffnen, untere Spitze der Eckenzange unter den Nagelrand unter der Nagelkuppe anlegen,
2. Eckenzange schließen und in Richtung Matrix der natürlichen Nagelform folgend in kleinen Schnitten den seitlichen Nagelteil herausschneiden,
3. mit der Eckenzange das bereits oben abgelöste Nagelteil vorsichtig anheben (**Vorsicht:** Nagel kann mit der Nagelhaut verwachsen sein),
4. das abgeschnittene Nagelteil mit der Eckenzangenspitze herausnehmen, in ein Zellstoff-Tuch abstreifen,
5. mit dem Doppellöffel die restlichen Nagelteile entfernen,
6. am **linken** Nagelrand den Behandlungsvorgang wie beschrieben wiederholen,
7. mit der Ziegenhaarbürste die restlichen Nagelteile entfernen.

Beispiel 21	*Großzehe*	*Nagelfalz*	*links*
		Matrix	*links*

Patientin, 54 Jahre, hat über einen längeren Zeitraum eine Nagelspange getragen, was zu keinem Erfolg gegen das Einwachsen führte.

Bei einer einmaligen Behandlung wurde das eingewachsene Nagelteil bis zur Matrix dem natürlichen Nagelverlauf folgend herausgetrennt.

Die Patientin hat bei einem Besuch ihres Arztes die Probleme ihres eingewachsenen Zehennagels erwähnt und dieser hat entgegen aller heutigen Kenntnisse den Nagel nicht zu ziehen, und der bereits erfolgten Behandlung, die gesamte Nagelplatte entfernt.

Das Ergebnis des neuen Nagels kann man auf dem letzten Bild der nachfolgenden Reihenfolge deutlich erkennen.

Beispiel 21	*Großzehe*	*Nagelfalz*	*links*
		Matrix	*links*

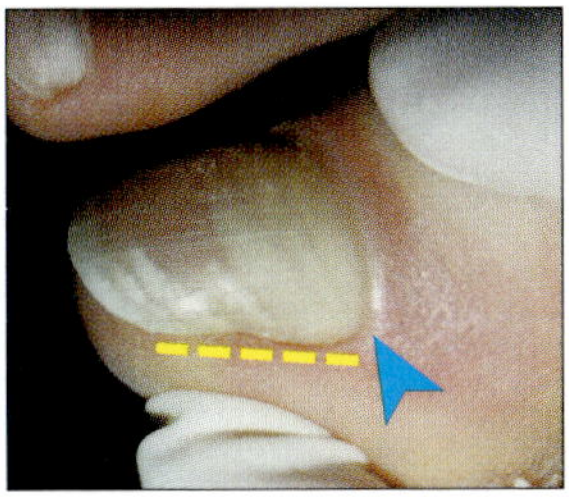

Einwachsen am Nagelfalz und Matrix

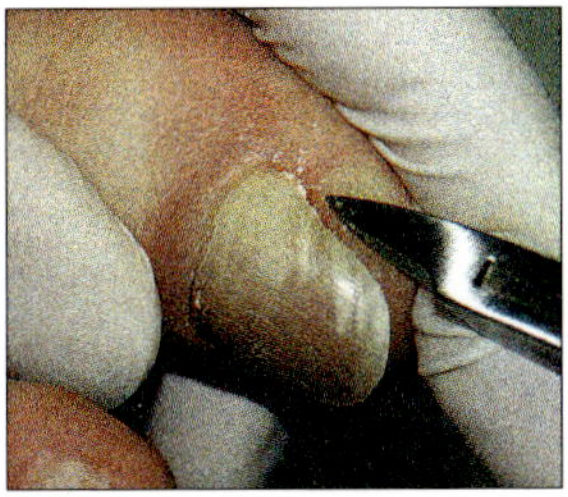

Eckenzange entfernt Nagelteil an der Matrix

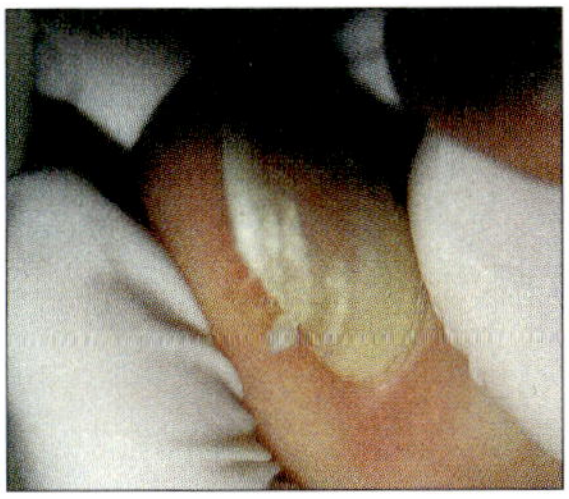

Abgetrenntes Nagelteil

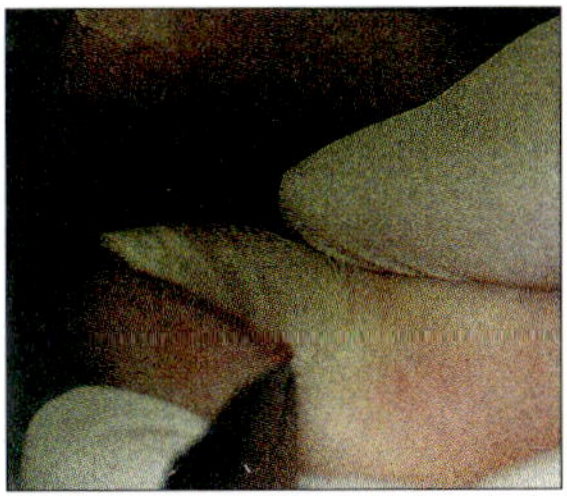

Eckenzange hebt abgetrenntes Nagelteil heraus

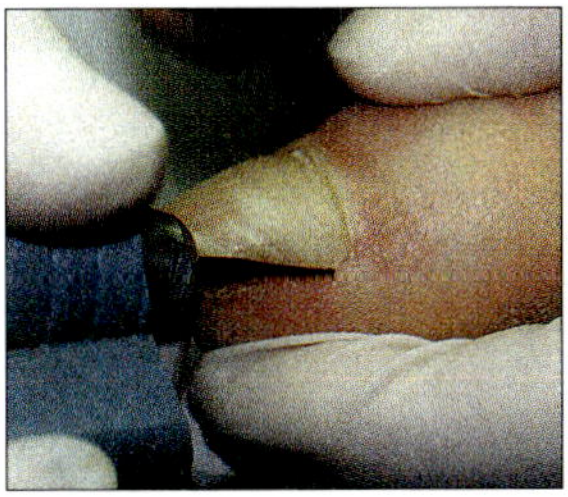

Diamantschleifer fräst den restlichen Nagelteil in der Nähe der Matrix

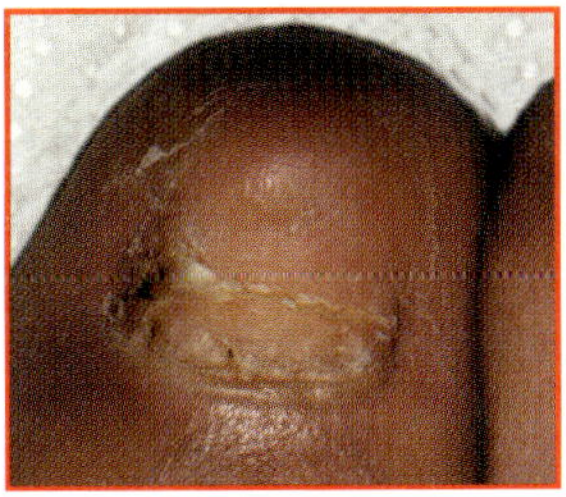

Neues Nagelwachstum nach dem Ziehen der »alten« Nagelplatte

Beispiel 21	*Großzehe*	*Nagelfalz*	*links*
		Matrix	*links*

Folgende Instrumente wurden benötigt:

1. **Eckenzange** zum Entfernen des eingewachsenen Nagelteils
2. **Doppellöffel** zum Entfernen der Nagelreste
3. **Zellstoff-Tuch** zum Aufnehmen des abgetrennten Nagelteils
4. **Ziegenhaarbürste** zum Entfernen der Nagelreste

Beispiel 21	*Großzehe*	*Nagelfalz*	*links*
		Matrix	*links*

In folgenden Schritten wurde vorgegangen:

1. Eckenzange (flache Seite an den Nagelrand) öffnen, untere Spitze der Eckenzange unter den Nagelrand unter der Nagelkuppe anlegen,
2. Eckenzange schließen und in Richtung Matrix der natürlichen Nagelform folgend in kleinen Schnitten den seitlichen Nagelteil herausschneiden,
3. mit der Eckenzange das bereits oben abgelöste Nagelteil vorsichtig anheben (**Vorsicht:** Nagel kann mit der Nagelhaut verwachsen sein),
4. das abgeschnittene Nagelteil mit der Eckenzangenspitze herausnehmen, in ein Zellstoff-Tuch abstreifen,
5. mit dem Doppellöffel die Nagelreste entfernen,
6. mit der Ziegenhaarbürste die restlichen Nagelteile entfernen.

Die hier dokumentierten Beispiele der Behandlung von eingewachsenen Nägeln, sind ein Querschnitt der täglichen Praxis. Sie zeigen auf, mit welchen Methoden eine Fachkraft die Probleme lösen kann. Zugleich weisen sie aber auch auf die Grenzen der fußpflegerischen Versorgung hin, und unter welchen Umständen die Zusammenarbeit mit einem Arzt unbedingt notwendig ist.

Die zunehmende Zahl der eingewachsenen Zehennägel ist ein deutliches Zeichen für die stark gestiegene Nachfrage nach praktischen Fort- und Weiterbildungen.

Die große Nachfrage unserer Intensivkurse, unter anderem zur manuellen und apparativen Therapie eingewachsener Zehennägel sagt uns, daß hier noch viele Wissenslücken geschlossen werden müssen.

Für weitere Anregungen und Ihre persönliche Meinung haben wir immer ein offenes Ohr und stehen Ihnen schriftlich über den Verlag oder mit unserem Info-Telefon in unserem Schulungszentrum gerne zur Verfügung: 089/96 61 41.

Impressum:

Fotos: Ingrid Paul-Füssl
Dokumentation Instrumentenpflege: Eduard Kühnert

Grafische Gestaltung und Produktion:
Dieter Krause Werbeagentur & Verlag, 85737 Ismaning
Druck: Color-Offset GmbH, München
ISBN 3-9806162-1-5